Charlotte Labouche

Der ultimative Sex

Charlotte Labouche

Der ultimative

SEX

*So bringen Sie
Ihren Partner
um den Verstand*

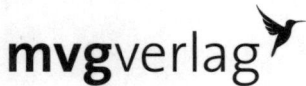

Bibliografische Information der Deutschen Nationalbibliothek:
Die Deutsche Nationalbibliothek verzeichnet diese Publikation in der Deutschen Nationalbibliografie; detaillierte bibliografische Daten sind im Internet über http://d-nb.de abrufbar.

Für Fragen und Anregungen:
charlottelabouche@mvg-verlag.de

2., unveränderte Auflage 2009

© 2009 by mvg Verlag, ein Imprint der FinanzBuch Verlag GmbH
Nymphenburger Straße 86
D-80636 München
Tel.: 089 651285-0
Fax: 089 652096

Umschlaggestaltung: Die Werkstatt Weiss, München
Umschlagabbildung: Anneli Nau, München
Satz: Jürgen Echter, Landsberg
Druck: CPI – Ebner & Spiegel, Ulm
Printed in Germany

ISBN 978-3-86882-007-2

— *Weitere Infos zum Thema:* —

www.mvg-verlag.de

Gerne übersenden wir Ihnen unser aktuelles Verlagsprogramm.

Inhalt

Vorwort

Sex wird erst durch die Art und Weise perfekt, wie Sie an ihn herangehen: Wer leidenschaftlich gern Sex hat und alle Empfindungen dabei so intensiv wie möglich auskostet, bringt die idealen Voraussetzungen für ultimativen Sex mit. Dennoch ist es wichtig, ein gewisses Repertoire an Sextechniken zu kennen, um die Leidenschaft befriedigend ausleben zu können.

In diesem Buch erfahren Sie alles, was Sie wirklich über Sex wissen müssen. Sie lernen ganz direkt und ohne überflüssige Erzählungen, was ein guter Liebhaber oder eine gute Liebhaberin über das Erregungspotenzial des menschlichen Körpers wissen sollte, und mit welchen Techniken Sie dieses Potenzial umfassend ausschöpfen können. Die vorgestellten Techniken lassen sich leicht umsetzen und sorgen gleichzeitig garantiert für viel Erregung.

Guter Sex verläuft niemals völlig gleich: Abwechslung ist ebenso wichtig wie die Fähigkeit, das Liebesspiel immer wieder an die aktuelle Situation anzupassen. Es gibt daher kein Standardrezept, mit dem Sie jeden Partner oder jede Partnerin immer und auf dieselbe Weise perfekt befriedigen könnten. Stattdessen ist es wichtig, stets aufmerksam sowohl auf die Bedürfnisse des Gegenübers wie auch auf die eigenen Wünsche einzugehen – und dies wird Ihnen umso leichter fallen, je vertrauter Sie mit allen wichtigen Sextechniken sind. Daher ist dieses Buch so strukturiert, dass Sie alle Techniken schnell nachschlagen können – vielleicht nicht erst im Bett, aber zumindest noch kurz vorher.

Um die Lesbarkeit zu verbessern, wird in den Abschnitten, die sich sowohl auf Männer wie auch auf Frauen beziehen, vorwiegend die Bezeichnung »Partner« verwendet. Das Buch wendet sich dennoch gleichermaßen an Leserinnen wie Leser, und es ist durchaus empfehlenswert, es auch gemeinsam zu lesen – so haben Sie gleich eine gute Grundlage für aufschlussreiche Gespräche über Sex mit Ihrem Partner oder Ihrer Partnerin.

Verführen

Perfekter Sex beginnt nicht erst im Bett, sondern schon viel früher. Wer den Partner oder die Partnerin gekonnt verführt, weckt seine beziehungsweise ihre Lust. Daher finden Sie in diesem Kapitel Tipps und Anregungen, wie Sie den Sex noch besser vorbereiten können. Außerdem erfahren Sie, wie Sie Ihren Partner mithilfe Ihrer Stimme anregen, wie Sie leichter über Ihre sexuellen Wünsche und Bedürfnisse sprechen können, und Sie lernen die wichtigsten Regeln für gutes Benehmen im Bett kennen.

Die Lust wecken

Die Lust aufeinander ist eine wichtige Voraussetzung für gelungenen Sex. Ohne diese Lust ist es wesentlich schwieriger, den Partner zu erregen, den Sex zu genießen und befriedigende Höhepunkte zu erleben. Natürlich steigt die Lust auch noch beim Sex selbst – wesentlich wirkungsvoller ist es jedoch, wenn beide Partner den Sex von Anfang an kaum erwarten können. Dabei ist es gar nicht schwer, sowohl sich selbst als auch den Partner in die richtige Stimmung für Sex zu versetzen.

Sich in Stimmung bringen

Vor allem Frauen fällt es gelegentlich nicht leicht, auf ihre Lust zu hören und sich ganz von ihr erfüllen zu lassen. Solange Ihre Gedanken um andere Dinge kreisen oder Sie sich noch nicht wirklich dazu entschlossen haben, dass Sie jetzt großartigen Sex haben wollen, können Sie sich nicht völlig auf Ihre Erregung einlassen. Und selbst Ihr Partner wird den Sex nicht uneingeschränkt genießen können, wenn er Zurückhaltung oder Unkonzentriertheit an Ihnen spürt.

Der ultimative Sex beginnt im Kopf: indem Sie sich darüber klar werden, dass Sie Lust haben und sie ausleben wollen. Ablenkende Gedanken oder Sorgen, die nichts mit Sex zu tun haben, sollten Sie loslassen. Am einfachsten ist dies, wenn Sie sich schon vorher auch in Gedanken auf den Sex einstimmen. Ihre Fantasie ist die beste Methode, um sich in die richtige Stimmung für tollen Sex zu versetzen:

★ Stellen Sie sich vor, was Sie alles mit Ihrem Partner tun möchten, und wie sich seine Berührungen anfühlen werden.
★ Küssen und berühren Sie ihn in Gedanken jetzt schon, oder sehen Sie ihn nackt in verführerischer Pose vor sich liegen.
★ Erinnern Sie sich an vergangene sexuelle Begegnungen sowie an die Erregung und Befriedigung, die Sie dabei erlebt haben.

Körperpflege

Die Wirkung erregender Vorstellungen können Sie verstärken, indem Sie sich auch körperlich auf die bevorstehende sexuelle Begegnung vorbereiten. Sie müssen sich dafür nicht unbedingt äußerlich in Schale werfen, obwohl auch die richtige Kleidung durchaus dafür sorgen kann, dass sich Ihre Stimmung hebt und Ihr Partner oder Ihre Partnerin Ihnen auf den ersten Blick ansieht, dass Sie noch mehr mit ihm oder ihr vorhaben. Eine noch größere Wirkung erzielen Sie jedoch, wenn Sie genussvoll Ihren Körper pflegen und für die intime Begegnung mit Ihrem Partner vorbereiten.

Dafür müssen Sie nicht viele Stunden im Badezimmer verbringen, aber eine heiße Dusche oder ein entspannendes
Bad sind auf jeden Fall ein guter Anfang, um Ihren Körper
auf Sex einzustimmen. Das Gefühl des Wassers auf Ihrer
Haut ist ideal, um Ihre Empfindsamkeit für Berührungen
zu steigern.

Nehmen Sie sich danach die Zeit, um vor allem raue Haut-
stellen einzucremen, denn weiche Haut fühlt sich beim Sex
einfach besser an. Die Berührungen Ihrer eigenen Hände
können durchaus auch Lust auf Sex machen, wenn Sie sich
dabei vorstellen, wie Ihre Hände über die Haut Ihres Partners gleiten, oder wie Ihr Partner Sie liebkost. Vielleicht stimulieren Sie sich sogar kurz selbst, um Ihre Lust zu steigern
und später noch schneller erregt zu sein.

Beim Sex können nicht nur ungepflegte Hände, sondern
auch die Füße schnell unangenehm in Erscheinung treten.
Daher lohnt es sich, Hornhaut möglichst gründlich zu entfernen und sowohl an den Händen als auch an den Füßen
die Nägel gründlich zu säubern und so zu feilen, dass sie
nicht kratzen.

Parfüm, Make-up und die Entfernung von Körperbehaa-
rung sind Geschmackssache – als Mann sollten Sie jedoch
auf jeden Fall kratzende Bartstoppeln entfernen.

Berücksichtigen Sie bei Ihren Vorbereitungen nicht nur Ihre persönlichen Vorlieben, sondern auch die Ihres Partners,
denn es kann sowohl für den anderen als auch für Sie selbst
sehr anregend sein, sich in manchen Aspekten bewusst nur
für das Gegenüber schön zu machen.

Eindeutige Signale senden

Wenn Sie Lust auf Sex haben, sollte es eigentlich ein Leichtes sein, Ihrem Partner dies auch mitzuteilen. In einer festen Beziehung lassen sich vor allem Männer durch Aussagen wie: »Ich hab Lust auf dich« oder »Komm, lass uns ins Bett gehen« schnell verführen. Manchmal muss die Lust jedoch erst geweckt werden. Wenn man nicht in einer Beziehung lebt, kann es durchaus schwierig sein, seinem Gegenüber seine sexuellen Absichten mitzuteilen.

Gekonnt flirten

Egal, ob Sie Single oder vergeben sind: Flirten ist einer der wichtigsten Schritte auf dem Weg zum Sex. Einige Flirttechniken eignen sich besonders gut dafür, auch einem langjährigen Partner Ihr Begehren zu zeigen:

★ Verringern Sie den Abstand zwischen Ihren Körpern auf rund 15 Zentimeter, während Sie mit Ihrem Partner oder Ihrer Partnerin sprechen – damit dringen Sie in seine beziehungsweise ihre unmittelbare Intimzone ein, in der der Partner Ihren Körper mit allen Sinnen wahrnimmt.
★ Drücken Sie bei Umarmungen Ihr Becken eng an ihn oder sie – das ist ein deutlicher Ausdruck Ihrer erotischen Absichten.
★ Für Frauen: Berühren Sie sich wie unabsichtlich selbst: Lassen Sie Ihre Finger am Halsansatz ruhen, streichen Sie mit den Fingerspitzen über Ihr Dekolleté oder Ihre Lippen oder gleiten Sie mit der flachen Hand über Ihre Hüfte oder Ihren Oberschenkel.
★ Sehen Sie Ihrem Partner im Gespräch bewusst auf die Lippen und stellen Sie sich dabei vor, wie Sie diese Lippen küssen – dadurch reagiert auch Ihr Körper unwill-

kürlich mit subtilen Signalen wie feuchteren Lippen oder glänzenden Augen, die Ihrem Partner Ihre Erregung zeigen.

Körpersprache

Wenn Sie Ihrem Partner Ihre Lust auf Sex ohne viele Worte zeigen wollen, ist die Körpersprache die beste Methode. Senden Sie nonverbale Signale, die ohne Umweg über das Denken direkt die Libido Ihres Partners ansprechen.

Wichtig ist dabei vor allem, dass Sie Ihre Offenheit zeigen: Wenden Sie sich ganz Ihrem Partner zu, konzentrieren Sie Ihren Blick auf sein oder ihr Gesicht (vor allem auf Augen und Mund) und schenken Sie ihm oder ihr Ihr verführerischstes Lächeln. Vermeiden Sie Gesten, die abweisend oder gelangweilt wirken, wie vor dem Körper verschränkte Arme oder abschweifende Blicke. Die folgenden Gesten signalisieren am besten Ihre Lust. Setzen Sie sie passend zur Situation entweder wie unabsichtlich oder eindeutig verführerisch ein.

★ Streichen Sie mit der Fingerspitze über Ihre Lippen oder lecken Sie langsam mit der Zungenspitze darüber. Achten Sie darauf, die Lippen mit dem Finger nicht zu sehr zu verdecken.
★ Spielen Sie mit Ihren Hemd- oder Blusenknöpfen oder – als Frau – lassen Sie einen Träger von der Schulter rutschen. Streichen Sie Ihre Kleidung glatt und lenken Sie dabei den Blick auf Ihre körperlichen Vorzüge.
★ Berühren Sie Ihren Partner und lassen Sie Ihre Finger langsam und sinnlich über seine Haut gleiten – bei Frauen beispielsweise an den Händen, am Rücken, an den Wangen oder an den Beinen, bei Männern an den Oberarmen oder an der Brust.

★ Suchen Sie sich etwas, das sich sinnlich in den Mund stecken oder streicheln lässt, wie Früchte, Löffel oder Stifte.

Der perfekte Rahmen

Unter gewissen Umständen kann Sex auch an den unpassendsten Orten umwerfend sein – und manchmal bekommt das Liebesspiel auch gerade dadurch seinen Reiz. In der Regel können Sie jedoch durch einen passenden Rahmen einiges dazu beitragen, dass der Sex zu einem besonderen Genuss wird.

Besonders wichtig ist, dass Sie beim Sex garantiert nicht gestört werden, damit Sie sich fallen lassen und ganz darin aufgehen können – und dass Sie auch Zeit für ausgedehnte Liebesspiele haben. Verschließen Sie also die Türen vor neugierigen Mitbewohnern und reservieren Sie genügend Zeit füreinander. Wenn Sie den Sex mit allen Sinnen genießen wollen, empfiehlt es sich außerdem, Folgendes zu beachten:

★ Wenn Sie nicht gerade den Reiz einer ungewohnten Umgebung erkunden wollen, eignet sich ein großes Bett am besten als Unterlage – je breiter, desto besser, denn so haben Sie mehr Bewegungsfreiheit. Notfalls können Sie auch mit Futons oder dicken Teppichen sowie mehreren Kissen und Decken auf dem Boden eine bequeme Spielwiese schaffen, das ist manchmal sogar erotischer als das Bett.
★ Frische, wohlriechende Bettwäsche aus weichen oder seidigen Stoffen schmeichelt der Haut am meisten. Eine Auswahl von Kissen in verschiedenen Größen und von

unterschiedlicher Festigkeit hilft Ihnen dabei, viele abwechslungsreiche Stellungen beim Sex einzunehmen.

★ Sorgen Sie für Wärme: Für tollen Sex lohnt es sich auf jeden Fall, die Heizung einige Grad höher zu stellen.

★ Sanftes Licht wirkt wesentlich erotischer als grelle Beleuchtung. Es müssen nicht unbedingt Kerzen sein, auch mehrere im Raum verteilte kleine Lampen oder Spots können für schmeichelndes, indirektes Licht sorgen.

★ Düfte und Musik schaffen zusätzlich einen stimmungsvollen Rahmen. Sie sind jedoch kein Muss, sondern Geschmackssache, und sollten so gewählt sein, dass sie sich nicht zu sehr in den Vordergrund drängen.

★ Sorgen Sie dafür, dass alles, was Sie brauchen oder verwenden wollen (Verhütungsmittel, Sexspielzeug, Zubehör für Rollenspiele oder Bonding ...), leicht erreichbar in der Nähe liegt. Es empfiehlt sich, auch etwas zu trinken, kleine Knabbereien oder Obst bereitzustellen, damit Sie bei Hunger oder Durst nicht aufstehen müssen.

Mit der Stimme für Stimmung sorgen

Beim Verführen wie auch beim eigentlichen Sex können Sie mit Ihrer Stimme viel erreichen: Richtig eingesetzt transportiert sie viel erotische Stimmung, und in Verbindung mit den richtigen Worten wird Ihre Stimme Ihren Partner enorm erregen – sogar ganz ohne jede körperliche Berührung.

Die einfachste Methode dafür sind ehrliche Komplimente, mit denen Sie Ihrem Partner oder Ihrer Partnerin gleichzeitig sagen, was Sie gern mit ihm oder ihr machen würden: »Dein Hals / Mund / Bauch / Po ist zum Küssen / Anbeißen schön« oder »Ich liebe es, die zarte Haut an deinem Handgelenk / Bauch / Bein / Rücken zu streicheln« sind vielfältig einsetzbare Beispiele dafür. Noch besser ist es, wenn Sie individuelle Komplimente machen, die sich besonders auf die erotischen Vorlieben von Ihnen beiden beziehen.

Noch erregender sind eindeutige Anspielungen: Erinnern Sie Ihren Partner mit einem oder wenigen Worten an neulich, als Sie besonders heißen Sex hatten. Der fand im Badezimmer statt? »Lass uns mal wieder baden gehen« bekommt dadurch eine völlig neue Bedeutung – zumindest, wenn Sie es Ihrem Partner in verführerischem Tonfall ins Ohr flüstern. Probieren Sie dies auch in Situationen aus, in denen sofortiger Sex unmöglich ist, zum Beispiel beim Einkaufsbummel – die Vorfreude und das erzwungene Warten können die Lust aufeinander enorm steigern.

Bei dieser Art von Anspielungen ist es besonders wichtig, wie Sie mit Ihrer Stimme umgehen: Nur im richtigen Tonfall wird Ihr Partner Sie auch richtig verstehen. Spielen Sie mit Ihrer Stimme, um die passende Mischung aus Verführung, Aufforderung und Frage hinzubekommen.

Spielen Sie mit Ihrer Stimme

Nicht nur die Wahl der Worte, sondern auch der Klang der Stimme selbst hat großen Einfluss darauf, wie wir verstanden werden. Darüber hinaus beeinflusst der Tonfall die Wirkung, die wir auf unser Gegenüber haben. Wer mit hoher, gequetschter Stimme spricht, wirkt nervös und angespannt. Eine laute, kräftige Stimme macht dagegen schnell einen bestimmenden oder gar herrischen Eindruck.

Oft passt sich unsere Stimme ganz automatisch an die Stimmung an, in der wir gerade sind. Sie können Ihre Stimme jedoch auch bewusst so beeinflussen, dass sie Ihnen zusätzlichen Sexappeal verleiht. Ein verführerischer Tonfall klingt in der Regel entspannt und etwas tiefer als normal. Die Stimme sollte dabei nicht zu laut sein, auch schnelles Sprechen mindert die Erotik.

Wie die Stimme klingt, hängt unter anderem von der Atmung ab. Daher ist es für eine sexy Stimme ausschlaggebend, dass Sie langsam, entspannt und tief atmen – das lässt die Stimme entspannt und locker klingen. Auch Ihr Gesichtsausdruck hinterlässt seine Spuren: Wer lächelt, klingt ganz von allein sympathischer als jemand, der ernst dreinschaut.

Sie können Ihre Stimme auch bewusst trainieren: Nehmen Sie sich etwas Zeit für sich und probieren Sie verschiedene Stimmlagen aus. Versetzen Sie sich in unterschiedliche Stimmungen oder Situationen und sprechen Sie laut vor sich hin – als würden Sie fürs Theater proben (oder stellen Sie sich Rollenspiele mit Ihrem Partner vor, so wird es gleich erotischer). Achten Sie auf die Unterschiede in Ihrer Stimme. Vielleicht zeichnen Sie Ihre Sprechübungen sogar auf – so bekommen Sie ein besseres Gefühl dafür, wie Sie in verschiedenen Situationen klingen, und können bewusst einen verführerischen Tonfall wählen.

Wirklich sexy klingt die Stimme übrigens bei vielen Menschen nach dem Orgasmus. Versuchen Sie, sich diese Stimmlage bewusst einzuprägen und schon beim Verführen einzusetzen – das kann erstaunlich wirkungsvoll sein.

Dirty Talk

Wenn Ihre Lippen nicht gerade mit Küssen beschäftigt sind, können Sie die Erregung beim Sex auch durch Worte steigern. Viele Menschen verfallen beim Liebesspiel in Schweigen und denken bei »Dirty Talk« an obszöne Äußerungen aus schlechten Pornofilmen. Dadurch entgeht ihnen jedoch eine wichtige Möglichkeit, sich gegenseitig noch mehr zu erregen, Wünsche und Bedürfnisse auszudrücken und sich besser aufeinander einzustimmen.

Falls sich Ihre Äußerungen beim Sex bisher auf genussvolles Stöhnen und erregte Schreie beschränkt haben, sollten Sie Ihr erotisches Repertoire unbedingt erweitern. Sicher ist es möglich, dem Partner auch ohne Worte mitzuteilen, dass sich das, was er gerade tut, sehr angenehm anfühlt. Der Partner kann dabei aber nur raten, ob dies daran liegt, dass er oder sie eine perfekte Stelle gefunden hat, genau die richtige Bewegung macht oder vielleicht sogar beides. Je genauer Sie Ihrem Partner mitteilen, was Sie erregt, desto besser kann Ihr Partner Sie befriedigen. »Bitte bleib genau an dieser Stelle« oder »Beweg dich weiter so, nur etwas schneller / langsamer / sanfter« sagt ihm oder ihr deutlich, was Sie sich wünschen – und im richtigen Tonfall klingt es auch nicht wie eine technische Anweisung, sondern wie eine verführerische Einladung zu noch heißerem Sex.

Ebenso erregend – und hilfreich – ist es, wenn Sie gelegentlich auch direkt nachfragen, wie sich eine bestimmte Berührung anfühlt oder ob Ihr Partner sich etwas wünscht, beispielsweise kräftigere oder sanftere Stimulationen, schnellere oder langsamere Bewegungen. Falls Ihnen die Antworten dabei nicht detailliert genug sind, sollten Sie genauer nachfragen: »Und wie ist es, wenn ich genau an dieser Stelle genau das mache? Oder soll ich dies lieber hier oder besser auf diese Weise tun? Vielleicht abwechselnd?«

Diese Art von Dirty Talk ist in den meisten Fällen wesentlich erregender als das, was gewöhnlich darunter verstanden wird, und darüber hinaus sorgt sie dafür, dass der Sex auf Dauer immer besser wird. Natürlich müssen Sie nicht die ganze Zeit jede Handlung hinterfragen, da es manchmal auch einfach am schönsten ist, sich in genießerischem Schweigen dem Sex hinzugeben. Aber wenn Fragen oder Wünsche auftauchen, sollten Sie sie äußern – gerade dies ist eine wichtige Grundlage für perfekten Sex.

Etikette im Bett

Auch im Bett gibt es einige Regeln, die den Umgang miteinander leichter machen. Sie helfen Ihnen, Missverständnisse zu vermeiden und unbefangener miteinander umzugehen. Auch Gespräche über Sex fallen mithilfe der Etikette leichter. Wichtige Regeln zum Umgang mit Verhütung oder zum Schutz vor Krankheiten finden Sie in einem eigenen Kapitel ab Seite 112.

Das erste Mal

Der erste Sex mit einem neuen Partner ist meist besonders aufregend – nicht nur in erotischer Hinsicht, sondern auch wegen der Unsicherheit, die damit fast immer einhergeht. Diese beginnt meist schon mit der Frage, wie lange man mit dem ersten Mal warten sollte. Falls Sie nicht nur auf einen One-Night-Stand aus sind, ist es normalerweise sehr zu empfehlen, sich erst etwas besser kennenzulernen, um herauszufinden, ob Sie auch zueinander passen – und von One-Night-Stands ist allein schon aus dem Grund abzuraten, dass der Sex dabei nur in den seltensten Fällen besonders befriedigend ausfällt. Den besten Sex haben eindeutig Partner, zwischen denen die Chemie auch langfristig stimmt.

Zu beachten sind außerdem die folgenden Aspekte:

★ Grenzen respektieren: Natürlich ist es auch in einer langjährigen Beziehung wichtig, die Grenzen des anderen zu
respektieren. Je besser man sich kennt, desto mehr kann
man jedoch gemeinsam diese Grenzen erforschen und
vielleicht sogar spannende Erfahrungen mit Grenzüber-
schreitungen machen. Mit einem neuen Partner hinge-
gen muss zunächst einmal Vertrauen entstehen. Das ist
nur möglich, wenn die jeweiligen Grenzen akzeptiert
werden. Daher empfiehlt es sich, bei einem ersten Mal
lieber etwas zu zurückhaltend als zu forsch zu sein. Wer
extravagante Vorlieben und Wünsche hat, sollte einen
neuen Partner damit auf keinen Fall ungefragt beim ersten Sex überfallen, sondern sie lieber in einer entspann-
ten, neutralen Situation ansprechen.
★ Keine Kritik: Selbst wenn der Sex eher ein Reinfall
war, verbietet sich jede Kritik an einem neuen Sexpartner – zumindest, wenn Sie noch mehr mit ihm vorhaben. Schließlich ist es ganz normal, dass sich Ihre Körper noch nicht perfekt aufeinander eingespielt haben.
Ersparen Sie sich und Ihrem Partner außerdem die von
Unsicherheit zeugende Frage: »Wie war ich?«, denn auch
Selbstkritik ist beim ersten Mal unangebracht.
★ Keine Vergleiche mit Expartnern: Ebenso unangebracht
wie Kritik an den sexuellen Leistungen ist ein Vergleich
mit denen eines Expartners – selbst auf Nachfrage.

Sex ohne Beziehung

Sex kann auch ohne feste Beziehung hervorragend sein –
allerdings ist es meist schwierig, einen passenden Partner
dafür zu finden. Falls Sie ein Verhältnis ohne emotionale
Bindung bevorzugen, sollten Sie sich dafür einen gleich ge-

sinnten Sexpartner suchen, da Sie so auf Dauer besseren Sex haben werden als mit wechselnden Partnern. Dabei sollten Sie Folgendes berücksichtigen:

* Schaffen Sie Klarheit: Gehen Sie offen damit um, dass Sie nur auf körperlicher Ebene eine Beziehung aufbauen wollen, und spielen Sie Ihrem Partner auf keinen Fall Gefühle vor.
* Setzen Sie Grenzen: Achten Sie darauf, dass Ihr Sexpartner Ihnen nicht näherkommt, als Sie es möchten. Vor allem nach dem Sex neigt man dazu, sich sehr füreinander zu öffnen. Dadurch kann Ihr Verhältnis sich unversehens immer mehr zur Beziehung entwickeln – mit allen dazugehörigen emotionalen Verstrickungen.

Über Sex sprechen

Vielen Menschen fällt es leichter, Sex zu haben, als darüber zu sprechen. Kommunikation ist jedoch eine unverzichtbare Grundlage für perfekten Sex – nur, wenn Sie miteinander sprechen, können Sie sich gegenseitig Ihre Wünsche und Bedürfnisse mitteilen und einander genügend Feedback geben, um den Sex immer weiter zu verbessern.

Der richtige Moment

Gespräche über Sex fallen am leichtesten, wenn die Stimmung gut ist: Verzichten Sie unbedingt darauf, über Sex zu sprechen, wenn Sie Streit haben, einer von Ihnen gereizt, schlecht gelaunt oder müde ist, und auch, wenn Sie eigentlich gerade nicht genügend Zeit dafür haben. Manchmal ist es am besten, direkt nach dem Sex darüber zu reden – vor allem, um positives Feedback zu geben. Probleme lassen sich dagegen zu einem späteren Zeitpunkt leichter äußern, da es dann einfacher ist, sich auf die Sache zu konzentrieren, statt das Gespräch nur als Kritik oder Bewertung aufzufassen.

Falls Sie unerfüllte Bedürfnisse ansprechen möchten, sollten Sie darauf achten, ein Problem nach dem anderen zu lösen – überfordern Sie Ihren Partner nicht mit zu vielen Wünschen auf einmal. Achten Sie vor allem darauf, zwischendurch auch genug Gelegenheit für positives Feedback zu finden, da Ihr Partner oder Ihre Partnerin sich sonst übermäßig kritisiert fühlen könnte und möglicherweise den Eindruck bekommt, dass der Sex mit ihm oder ihr rundum enttäuschend ist.

Um Letzteres zu vermeiden, empfiehlt es sich außerdem, das Gespräch mit etwas Positivem zu beginnen – sagen Sie, was Ihnen besonders gut am Sex mit Ihrem Partner gefällt oder was Sie in jüngster Vergangenheit besonders erregend fanden. So wird es ihm leichter fallen, Ihre Wünsche als konstruktive Anregungen anstatt als Kritik aufzufassen.

Die richtigen Worte finden

Wer regelmäßig das Gespräch über Sex sucht, kann leicht den Eindruck erwecken, mit den sexuellen Leistungen seines Partners unzufrieden zu sein. Daher ist es sehr wichtig, dass Sie sich dabei nicht nur auf Ihre eigenen Wünsche und Bedürfnisse konzentrieren – fragen Sie auch Ihren Partner oder Ihre Partnerin,

★ was ihm oder ihr beim Sex besonders gefällt,
★ ob er oder sie offene Wünsche hat oder gern etwas Bestimmtes ausprobieren möchte und
★ was Sie seiner oder ihrer Meinung nach gemeinsam noch verbessern können.

Achten Sie besonders darauf, nicht nur darüber zu sprechen, was Ihr Partner macht oder nicht macht – dies wird
allzu schnell als Vorwurf aufgefasst. Formulieren Sie stattdessen Ihre Gefühle und Wünsche: Erklären Sie, was Ihnen
gefällt, was Sie erregt oder was Sie vermissen. Sagen Sie Ihrem Partner nicht direkt ins Gesicht, was er falsch macht,
sondern formulieren Sie Ihre Wünsche immer positiv.

Sie sollten bei Gesprächen über Sex dennoch immer so
konkret wie möglich sein. Ihr Partner muss wissen, worüber
Sie reden. Statt allgemein über den Sex zu sprechen, sollten
Sie sich ganz genau auf bestimmte Techniken und Körperstellen beziehen. Sagen Sie es auch, wenn etwas nur unter
bestimmten Umständen unangenehm oder besonders gut
ist – so kann es beispielsweise bei Frauen im Lauf des Zy-
klus vorkommen, dass sich dieselbe Stellung oder Technik
völlig unterschiedlich anfühlt.

Falls Sie Ihrem Partner oder Ihrer Partnerin eine bestimmte Technik beim Sex vorschlagen möchten, aber nicht sicher
sind, wie er oder sie darauf reagieren wird, ist es vielleicht
einfacher, diese Technik als Traum, von Bekannten Gehör-
tes oder in der Zeitung Gelesenes auszugeben. So können
Sie ein Gespräch darüber beginnen und zunächst einmal
seine oder ihre Meinung dazu erfahren. Vielleicht sehen Sie
sich auch gemeinsam einen Film an, in dem die betreffende
Technik vorkommt, sodass Sie Ihrem Partner Ihr Interesse
daran gestehen können – oder Sie schlagen dabei gleich vor,
das Gesehene doch einmal nachzuspielen.

Denken Sie vor einem Gespräch über Sex auf jeden Fall
genau darüber nach, was Sie von Ihrem Partner wollen. So
wird es Ihnen leichter fallen, Ihre Wünsche zur Sprache zu

bringen. Sicher ist es für jeden schön zu hören, dass etwas besonders toll war, aber noch besser ist es, wenn Sie Ihrem Partner auch sagen, ob Sie es gelegentlich wiederholen wollen – oder sogar zu einem festen Bestandteil Ihres gemeinsamen Repertoires machen möchten. Vor allem bei unerfüllten Wünschen oder Problemen im Bett ist es außerdem unverzichtbar, dass Sie vor dem Gespräch über mögliche Lösungen nachdenken, sodass Sie im besten Fall verschiedene Vorschläge parat haben. So kann Ihr Partner besser auf Ihre Bedürfnisse eingehen. Stellen Sie ihn nicht vor das Problem mit der Aufforderung, allein eine Lösung dafür zu finden, sondern überlegen Sie gemeinsam, wie Sie den Sex besser gestalten könnten.

Kompromisse schließen

Auch wenn Sie genau wissen, was Sie sich wünschen, muss Ihr Partner dies nicht zwangsläufig ebenso gut finden wie Sie selbst. Perfekter Sex beruht jedoch darauf, dass beide Partner mit dem zufrieden sind, was sie tun, und keiner sich dabei ausgenützt fühlt. Deshalb sollten Sie grundsätzlich dazu bereit sein, Kompromisse zu schließen und sich auf das zu einigen, was Sie beide zufriedenstellt. Dies ist für beide Partner wesentlich befriedigender, als wenn sie wechselseitig nur dem anderen zuliebe bei bestimmten Techniken mitmachen.

Das 1 x 1 des ultimativen Sex

Sind Sie bereit, alles zu erfahren, was Sie für den ultimativen Sex wissen müssen? In diesem Kapitel werden Sie die Grundlagen kennenlernen, die Sex zu gutem Sex machen – vom Küssen bis zum Orgasmus. Die folgenden Techniken und Stellungen sind die Grundausstattung eines erotischen Repertoires, mit dem Sie jeden Partner um den Verstand bringen.

Wer ultimativ guten Sex haben will, sollte sich als Erstes von der Vorstellung befreien, dass der Sex mit dem Vorspiel beginnt, dann zum Geschlechtsverkehr übergeht und zwingend mit dem Orgasmus beider Partner als Ziel und Abschluss endet. Dieser starre Ablauf engt die Sexualität unnötig ein und hindert Sie daran festzustellen, wie erregend es sein kann, sich abwechselnd zum Orgasmus zu bringen – und dies sogar ohne Geschlechtsverkehr, nur durch gegenseitige Masturbation oder Oralsex. Manchmal kann Sex sogar dann unglaublich toll sein, wenn er nicht direkt zum Orgasmus führt, sondern dieser erst beim nächsten Mal folgt.

Die Kunst des perfekten Sex besteht darin, mit der Erregung zu spielen – sowohl mit der des Partners als auch mit der eigenen – und sie so lange wie gewünscht auf einem hohen Niveau zu halten. Wenn Sie Ihre eigenen sexuellen Reaktionen wie auch die Ihres Partners gut kennen und die richtigen Techniken beherrschen, liegt Ihrer beider Befriedigung ganz in Ihrer Hand. Sie können sowohl heiße Quickies herbeiführen wie auch lange, intensive Liebesnächte zelebrieren. Ideal ist es natürlich, wenn Ihr Partner darin ebenso geschickt ist wie Sie selbst: Dann können Sie sich nicht nur gegenseitig verwöhnen, sondern sich auch abwechselnd ganz den Künsten eines perfekten Liebhabers beziehungsweise einer perfekten Liebhaberin hingeben.

Küssen

Die Lippen und der Mund sind mit unzähligen, höchst empfindsamen Nervenenden ausgestattet. Berührungen mit den Lippen sind daher besonders sinnlich, und Küsse in allen Variationen dienen meist als Auftakt zu ausgedehnteren Liebesspielen. Ein Kuss kann viele verschiedene Botschaften ausdrücken: von Zärtlichkeit und Hingabe bis hin zu wilder Lust und Leidenschaft.

Frisch verliebte Paare können häufig kaum die Lippen voneinander lösen. Im Laufe einer Partnerschaft werden die Küsse dagegen oft seltener, und die leidenschaftlichen, erregenden Zungenspiele weichen zarteren, freundschaftlichen Küssen auf Wangen und geschlossene Lippen. In sexueller Hinsicht ist dies ein Verlust, da Küsse auf direktem Weg die Lust auf Sex wecken können. Wer die Kunst des Küssens beherrscht, kann damit sein Begehren zeigen, sein Gegenüber erregen und ausdrücken, wonach ihm gerade der Sinn steht: nach romantischen, genussvollen Liebesspielen oder aber nach heißem, leidenschaftlichem Sex.

Voraussetzungen für genussvolle Küsse

Küssen ist ein Genuss – allerdings nur unter den richtigen Voraussetzungen. Mundgeruch oder ungepflegte Zähne können diesen Genuss schnell zerstören. Falls der Mund Ihres Partners nicht gerade zum Küssen einlädt, sollten Sie ihm dies lieber sagen, als ganz aufs Küssen zu verzichten oder sich dazu überwinden zu müssen. Normalerweise genügt es, die folgenden einfachen Ratschläge zu beachten, um jederzeit bereit für erregende Küsse zu sein:

★ Achten Sie auf regelmäßige Mundhygiene und reinigen Sie Ihre Zunge und auch den Gaumen. Dafür können Sie die Zahnbürste oder einen Zungenschaber verwenden, am besten ergänzt durch Mundwasser.

★ Legen Sie sich einen Vorrat an Kaugummi oder Pfefferminzbonbons an. Am besten in jeder (Hand-)Tasche, damit Sie stets welche bei sich haben, um zwischendurch schnell für frischen Atem zu sorgen (Kaugummis sollten selbstverständlich vor dem Küssen entfernt werden). Auch kleine Fläschchen mit Mundwasser oder Rachenspray eignen sich gut für diesen Zweck.

★ Pflegen Sie Ihre Lippen, damit sie weich und geschmeidig sind: abends Pflegecreme auftragen, für unterwegs Lippenpflegestifte verwenden.

★ Für Männer: Beseitigen Sie stechende Bartstoppeln! Testen Sie an der Innenseite Ihres Handgelenks, ob sich Ihr Kinn angenehm anfühlt. Im Zweifelsfall lohnt sich eine gründliche Rasur.

★ Falls Sie rauchen oder gern Knoblauch und Zwiebeln essen, ist Ihr Partner hoffentlich immer mit von der Partie. Ansonsten sollten Sie vor dem Küssen besonders gründlich für frischen Atem sorgen.

★ Falls Sie gemeinsam essen gehen, nehmen Sie vorsichtshalber Zahnseide mit und verschwinden Sie nach dem Essen kurz im Bad. Petersilie ist übrigens nicht nur eine hübsche Garnitur, sondern sie hilft auch, den Atem zu verbessern.

Perfekte Küsse

Küsse können atemberaubend sein – aber sie können auch ziemlich danebengehen. Jeder Mensch hat seine eigene Art zu küssen, und manchmal entspricht diese nicht wirklich den Vorstellungen des Geküssten. Ein unangenehmer Kuss kann die Lust auf Sex gründlich verderben. Dies kommt besonders oft vor, wenn

★ mit gespannten oder besonders spitzen Lippen geküsst wird,
★ der Kuss die Reaktionen des Geküssten ignoriert,
★ der Kuss zu fordernd für die augenblickliche Situation ist und nicht zuletzt
★ bei schlechtem Atem und Co. – was aber nach dem vorigen Kapitel nicht mehr vorkommen sollte.

Zum Küssen gehören zwei

Wer gut küssen will, muss zunächst einmal begreifen, dass er dabei nicht nach starren Regeln vorgehen kann – denn was bei einem Partner funktioniert hat, muss einem anderen noch lange nicht gefallen. Beim Küssen treffen wie beim Sex selbst zwei Individuen aufeinander, und persönliche Vorlieben entscheiden darüber, ob sie sich ergänzen oder ob es im Ablauf empfindlich hakt.

Die richtige Technik ist daher nicht alles, sondern nur die Grundlage für einen gelungenen Kuss. Mindestens ebenso wichtig ist, dass der Kuss sich zu einem Austausch zwischen beiden Partnern entwickeln kann. Der Ratschlag: »Öffnen Sie Ihre Lippen und lassen Sie Ihren Partner nur machen«, entstammt dem letzten Jahrhundert und ist eindeutig überholt, denn wer gut küsst, weckt damit ganz von allein die Reakti-

onen seines Partners, um dann wiederum auf diese einzugehen. Leidenschaftliche Küsse sind kontraproduktiv, wenn der
Partner ganz auf Zärtlichkeit eingestellt und von Ihrer Wild-
heit überfordert ist. Und wer sich nur auf behutsame Lippen-
kontakte beschränkt, obwohl sein Gegenüber sich eindeutig
mehr wünscht, wird ebenfalls auf wenig Begeisterung stoßen
– selbst wenn die Technik noch so vollendet ist.

Wie möchten Sie geküsst werden?

Auch wenn Küsse sich oft nach der Stimmung und Situation richten und dadurch ganz unterschiedlich ausfallen, haben die meisten Menschen doch bestimmte Vorlieben beim
Küssen. Während der eine ausgedehnte Zungenspiele liebt,
sind dem anderen die Berührungen der Lippen am wichtigsten. Manche Menschen küssen ernst und hingebungsvoll, während andere dabei ihre spielerische und freche
Seite ausleben. Solche Unterschiede sind kein Hindernis –
ganz im Gegenteil, sie können das Küssen sehr spannend
und abwechslungsreich machen, wenn beide Partner auf die
jeweiligen Vorlieben des anderen eingehen. Dafür müssen
sie diese jedoch erst einmal kennen.

Spaß macht das Entdecken der gegenseitigen Vorlieben mit
einem kleinen Spiel: Bitten Sie Ihren Partner oder Ihre Partnerin, Sie so zu küssen, wie er oder sie gern geküsst werden
möchte. Da sie dabei nichts in Worte fassen müssen, gelingt
dies den meisten Menschen sofort. Versuchen Sie dann, den
Kuss auf dieselbe Weise zurückzugeben, und achten Sie auf
die Reaktionen Ihres Partners beziehungsweise Ihrer Partnerin, die Ihnen zeigen werden, wie es ihm oder ihr gefällt.

Das Spiel funktioniert natürlich auch andersherum (und
dann sogar ohne Ankündigung): Küssen Sie Ihren Partner

ausgiebig so, wie Sie gern geküsst werden möchten. Dann bitten Sie ihn oder sie, Ihnen zu zeigen, wie sich Ihr Kuss angefühlt hat, und Sie ebenso zu küssen. Zeigen Sie mit Ihren Reaktionen deutlich, wie es Ihnen gefällt, damit Ihr Partner weiß, woran er ist.

Kusstechniken

Auch wenn Sie schon genau wissen, wie Sie gern küssen und geküsst werden, könnte es sein, dass Ihr Partner sich auch andere oder abwechslungsreichere Küsse wünscht. Außerdem könnten sich Ihre (gemeinsamen) Vorlieben im Laufe der Zeit durchaus ändern. Daher lohnt es sich, wenn Sie gelegentlich mit verschiedenen Kusstechniken experimentieren. Die folgenden Techniken sollte jeder Kussexperte beherrschen:

Beißen

Beißen Sie sanft in das weiche Fleisch der Unterlippe Ihres Partners. Achten Sie gut auf die Reaktionen Ihres Gegenübers, um Lust, aber keine Schmerzen auszulösen. Manche Menschen mögen feste Bisse, andere bevorzugen ein dezentes Knabbern. Sie können

* ein einziges Mal intensiv oder mehrmals in Folge sanft zubeißen,
* die Lippe einige Augenblicke lang mit Ihren Zähnen festhalten oder
* sanft an der Lippe ziehen.

All dies können Sie natürlich auch mit seiner Oberlippe machen, wenn sie voll genug und gut erreichbar ist (dies hängt oft von der Kopfhaltung ab), die Unterlippe ist jedoch bei den meisten Menschen besser fürs Beißen geeignet.

Auch in anderen Körperbereichen können Bisse sehr erregend sein, besonders im Nacken, an den Seiten des Halses oder entlang der Innenseiten der Arme und Beine. Achten Sie in jedem Fall darauf, nicht unabsichtlich mit den Zähnen über die Haut zu schaben – außer natürlich, wenn Sie wissen, dass Ihr Partner sich genau das wünscht.

Saugen

Um an den Lippen Ihres Partners zu saugen, ist eine etwas andere Technik erforderlich als bei einem Strohhalm – der Unterschied liegt vor allem darin, dass Sie dabei die Lippen so wenig wie möglich spitzen sollten. Probieren Sie es an Ihrem Handrücken: Mit gespitzten Lippen funktioniert das Saugen kaum und es fühlt sich auch nicht besonders aufregend an. Machen Sie einen kleinen Schmollmund, öffnen Sie die Lippen ein kleines Stück und setzen Sie sie nochmals auf Ihre Haut. Das sollte sich gleich viel besser anfühlen, nämlich feucht, warm und weich, da Sie so die Innenseiten Ihrer Lippen spüren können. Wenn Sie nun noch ein leichtes Vakuum in Ihrem Mund erzeugen, ist dies genau die richtige Technik, um an den Lippen (oder auch an anderen Stellen der Haut) Ihres Partners zu saugen.

Wieder bietet sich die Unterlippe am besten zum Saugen an, da sie meist fleischiger und beweglicher ist als die Oberlippe. Sie können

★ mit kurzen, saugenden Küssen über die Lippen Ihres Partners wandern,
★ die Unterlippe so ansaugen, dass sich die Lippen des Partners einen Spalt breit öffnen (ein guter Start für einen Zungenkuss),

★ an derselben Stelle mehrmals zwischen kaum merklichem und deutlich spürbarem Saugen wechseln,

★ während des Saugens mit Ihrer Zungenspitze seine Haut liebkosen oder

★ Ihre Lippen in derselben Haltung, aber praktisch ohne zu saugen, über die Lippen oder die Haut Ihres Partners wandern lassen.

Achten Sie darauf, weder zu fest noch zu lange oder mit gleichzeitigem Beißen an derselben Stelle zu saugen – sonst entstehen Knutschflecken. Diese sind oft der Grund, weshalb manche Menschen auf diese genussvolle Kusstechnik lieber verzichten. Mit der richtigen Technik werden Sie sie jedoch schnell wieder dafür begeistern können.

Lecken

Auch beim Lecken entsteht die Erotik oft erst durch die richtige Technik – und die ist vom Kuss und von der Situation abhängig. Grundsätzlich können Sie beim Lecken die Zunge entweder weich und flach an die Körperkonturen anpassen, oder mit gespitzter Zunge nur mit der Zungenspitze über die Haut streichen. Nicht jeder mag es, wenn mit viel Zungeneinsatz großzügig über die Haut geleckt wird – manchen ist dies einfach zu nass, und durch die Verdunstung wird es schnell auch kühl. In kleineren Bereichen, wie an den Lippen, am Ohrläppchen oder an den Innenseiten der Handgelenke, wird das Lecken aber dennoch von den meisten Menschen sehr genossen. Sie können

★ Ihre Zunge mal langsamer und mal schneller über die Lippen oder die Haut Ihres Partners wandern lassen,

★ kaum merklich über die Haut lecken oder die Zunge deutlich spürbar dagegen drücken,

★ mit der Zungenspitze dem Außenrand der Lippen Ihres Partners folgen (am besten vom Mundwinkel bis zur Mitte) und dann ihren inneren Rand suchen oder

★ in kurzen Strichen von der Innen- zur Außenseite der Lippen lecken.

Lassen Sie Ihre Zungenspitze am Ohrläppchen spielen oder folgen Sie den Konturen des Randes der Ohrmuschel. Achten Sie, wenn Sie nicht über die Lippen, sondern über andere Körperbereiche lecken, immer gut auf die Reaktionen Ihres Partners – ob er sich Ihrer Zunge entgegenstreckt, ihr vielleicht noch andere Körperzonen darbietet oder durch seine Zurückhaltung zeigt, dass er Ihre Küsse doch lieber wieder auf seinen Lippen spüren möchte.

Zungenküsse

Leidenschaftliche Zungenküsse gehören für die meisten Menschen zu gutem Sex einfach dazu. Sie sind ein Zeichen tiefer Intimität, denn kaum jemand möchte die Zunge eines Menschen, den er nicht wirklich begehrt, in seinem Mund spüren. Bei Zungenküssen ist vor allem eins wichtig: die richtige Dosierung. Es geht keinesfalls darum, die Zunge so tief oder so lang wie möglich im Mund des Partners zu versenken, und viele Menschen bevorzugen es, wenn auch der Speichel nur in Maßen fließt.

Öffnen Sie beim Küssen zunächst nur leicht die Lippen und tasten Sie sich mit Ihrer Zunge zu den Innenseiten der Lippen Ihres Partners vor. Je nachdem, ob Ihnen dort schon seine Zunge entgegenkommt, können Sie

★ mit Ihrer Zungenspitze die Innenseiten seiner Lippen erkunden,

★ mit Ihrer Zunge die seine umkreisen, an ihrer Ober- oder Unterseite lecken oder sie mit kleinen Zungenschlägen anstupsen,

★ mit Ihrer Zungenspitze an der Rückseite seiner Zähne am Zahnfleisch entlanggleiten,

★ den Raum unter seiner Zunge erforschen oder

★ sanft an seiner Zunge saugen, während Ihre Zungen sich noch berühren.

Ein Zungenkuss ist umso besser, je abwechslungsreicher er ist. So können Sie mal Ihre Lippen weit geöffnet auf den Mund Ihres Partners pressen und ihn dann wieder ganz entspannt mit nur halb geöffnetem Mund küssen. Variieren Sie auch den Winkel, in dem Ihre Münder aufeinandertreffen – Ihre Zungen haben dadurch viel mehr Bewegungsmöglichkeiten. Und wechseln Sie immer wieder zwischen Zungenküssen und »normalen« Küssen, auch auf den Hals, die Wangen oder die Augen.

Dies gibt Ihnen zudem die Gelegenheit, den mit Sicherheit bald überschüssigen Speichel zwischendurch immer wieder problemlos zu schlucken. Achten Sie bei Zungenküssen außerdem darauf, auch in der größten Leidenschaft mit der Zunge nicht zu weit zu den Mandeln vorzudringen (besonders bei langen Zungen ist dies für den Partner alles andere als angenehm) und mit Ihren Zähnen nicht an die Ihres Partners zu stoßen.

Auch bei Zungenküssen ist es enorm wichtig, auf die Reaktionen des Partners zu achten. So werden Sie jedes Mal schnell herausfinden, wie Sie Ihren Partner gerade am schnellsten erregen können: verspielt oder gierig, drängend oder sanft, leidenschaftlich wild oder eher romantisch? Und

Sie können so Ihre jeweiligen Vorlieben am besten aufeinander abstimmen.

Anatomie

Vollendete Liebhaber kennen den Körper ihres Partners ebenso gut wie ein hervorragender Musiker sein Instrument. Je genauer Sie wissen, wo Ihr Partner gern berührt werden möchte, desto leichter fällt es Ihnen, ihn zu erregen und zu verführen. Darüber hinaus sollten Sie über einige anatomische Grundkenntnisse verfügen, die Ihnen auch dann, wenn Sie mit Ihrem Partner noch nicht so vertraut sind, den Weg zu seinen erogenen Zonen weisen. Mithilfe dieses Wissens können Sie auch die Techniken in den folgenden Kapiteln leichter umsetzen.

Da gerade der kleine Unterschied zwischen Mann und Frau beim Sex so wichtig ist, wollen wir uns zunächst den weiblichen und männlichen Genitalien mit ihrem gesamten Erregungspotenzial widmen. Im Anschluss daran erhalten Sie einen Überblick über erogene Zonen, die sich bei beiden Geschlechtern finden, sowie eine Einführung in den Gebrauch von Gleitmitteln.

Ihre Genitalien

Im Gegensatz zu den männlichen Genitalien sind die weiblichen weitgehend zwischen den Schenkeln verborgen. Daher fällt es Frauen manchmal schwerer, genau zu beschreiben, wo sie berührt werden möchten, denn auch wenn sie sich selbst befriedigen, können sie ihre Genitalien normalerweise nur ertasten, nicht aber sehen. Jede Frau sollte jedoch mithilfe eines Spiegels einen Blick auf ihre Genitalien werfen – nicht nur, um sich ein Bild zu machen, sondern auch, um ihrem Partner besser erklären zu können, wie er sie erregen kann.

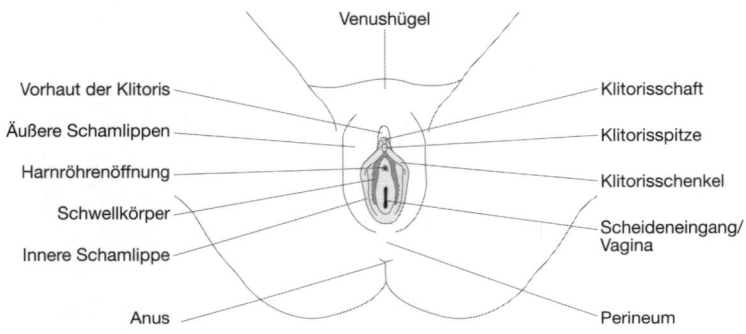

Venushügel

Der Venus- oder Schamhügel bildet mit den Schamlippen und der Klitoris den äußeren Teil der weiblichen Genitalien, der auch als Vulva bezeichnet wird. Der Venushügel ist eine weiche Erhebung über dem Schambein, die mehr oder weniger dicht mit Schamhaar bedeckt ist. Seine Haut ist mit vielen Nervenenden ausgestattet, die ihn eindeutig zu einer erogenen Zone machen. Beim Sex wird der Venushügel leider oft vernachlässigt. Viele Frauen finden es aber sehr erregend, wenn sie dort gestreichelt oder massiert werden.

Schamlippen

Vom Venushügel bis zum Perineum ziehen sich die äußeren (oder großen) Schamlippen, zwei Hautfalten, die meist ebenfalls behaart sind. Sie verdecken den Scheidenvorhof, öffnen sich aber bei sexueller Erregung. Zwischen ihnen liegen die inneren (oder kleinen) Schamlippen, deren gemeinsames vorderes Ende die Vorhaut der Klitorisspitze bildet. Sie sind unbehaart und noch sensibler als die äußeren Schamlippen. Bei vielen Frauen sind die inneren Schamlippen etwas größer als die äußeren, sodass ihre Spitzen herausragen, und es kommt außerdem vor, dass eine Seite größer ist als die andere.

Beide Schamlippenpaare sind von vielen Nervenenden durchzogen und sehr empfindlich. Bei Erregung schwellen vor allem die inneren Schamlippen deutlich an, oft werden sie durch die stärkere Durchblutung auch dunkler.

Größe, Farbe und Form der Schamlippen können von Frau zu Frau sehr unterschiedlich sein. Dasselbe gilt für ihr Erregungspotenzial: Zwar wird es keine Frau kalt lassen, wenn ihre Schamlippen stimuliert werden, aber an welchen Stellen diese besonders empfindlich sind, lässt sich nur schwer vorhersagen. Bei manchen Frauen kann allerdings schon allein die Stimulierung der inneren Schamlippen zum Orgasmus führen.

Zwischen den inneren Schamlippen liegt – zwischen Klitorisspitze und Scheideneingang – die Harnröhrenöffnung. Sie ist von vielen Nervenenden umgeben, und auch das umliegende Gewebe ist hochsensibel. Daher kann es sehr lustvoll sein, wenn der Bereich zwischen den inneren Schamlippen stimuliert wird.

Klitoris

Die Spitze der Klitoris, auch Kitzler genannt, liegt direkt unterhalb der Stelle, wo die inneren Schamlippen an ihrem vorderen Ende zusammentreffen – und dort ist sie auch am einfachsten zu stimulieren. Sie ist das wichtigste weibliche Sexualorgan und dient allein der sexuellen Lust. Da ihre

Spitze – die der Eichel des Mannes entspricht, aber deutlich kleiner als diese ist – äußerst empfindlich ist, wird sie von einer Vorhaut bedeckt, die durch die inneren Schamlippen gebildet wird. Unterhalb der Spitze verläuft der zwei bis vier Zentimeter lange Klitorisschaft schräg nach vorn und innen, bevor er sich in die beiden bis zu neun Zentimeter langen Klitorisschenkel gabelt, die dem Verlauf der Beckenknochen nach hinten folgen. Zwischen ihnen liegen zwei ebenfalls mit der Klitoris verbundene Schwellkörper, die sich unterhalb der kleinen Schamlippen befinden und links und rechts an den unteren Teil der Vagina grenzen. Die Klitoris ist damit weitaus größer, als oft angenommen wird.

Da die Klitoris besonders viele Nervenenden enthält, ist sie äußerst empfindsam. Vor allem die direkte Stimulation der Klitorisspitze kann deshalb unter Umständen viel zu intensiv sein. Mit steigender Erregung vergrößert sich die gesamte Klitoris, aber ihre Spitze verschwindet oft zumindest zum Teil unter den ebenfalls anschwellenden Schamlippen und ist so vor allzu direktem Kontakt geschützt. Allerdings übertragen sich dann auch Stimulationen der Schamlippen und der Vagina leichter auf die Klitoris.

Die Vagina

Die Vagina (oder Scheide) ist ein rund acht bis zehn Zentimeter langer, großteils von Muskeln umgebener Schlauch, der sich bei Erregung um mehrere Zentimeter verlängern kann. Sie ist mit Schleimhaut ausgekleidet, die unter anderem für Gleitfähigkeit sorgt. Normalerweise liegen die Wände der Vagina eng beisammen, sodass sie sich berühren, aber beim Sex weitet sich die Vagina und bildet einen Kanal, um den Penis aufzunehmen.

Der empfindsamste Teil der Vagina ist ihr äußeres Drittel: Dort liegen zahlreiche Nervenenden und der G-Punkt (der im Anschluss genauer beschrieben wird), und die Vagina grenzt hier an die Klitorisschwellkörper. Gleichzeitig ist dieser Bereich von den Beckenbodenmuskeln umschlossen, die ihn verengen und so die Stimulation durch die Penetration noch intensivieren können.

Beckenbodentraining kann daher die Sensibilität der Vagina steigern und zu besserem Sex führen. Die einfachste Übung besteht darin, regelmäßig mehrmals in Folge die Beckenbodenmuskeln anzuspannen – das sind die Muskeln, mit denen sich beim Urinieren der Harnstrahl unterbrechen lässt. Sie können auch einen Finger oder einen Dildo in die Vagina einführen, um den Druck dieser Muskeln stärker zu spüren. Noch besser ist es, wenn Sie die Muskeln gleichzeitig nach innen beziehungsweise oben ziehen.

An ihrem oberen Ende ragt der Muttermund (oder Gebärmutterhals) in die Vagina. Auch dieser Bereich ist sehr sensibel, viele Frauen empfinden es jedoch als unangenehm, wenn der Penis zu stark gegen den Muttermund stößt. Das Gewebe rings um den Muttermund ist für Stimulationen ebenfalls sehr empfänglich, vor allem das Ende der Vagina, das normalerweise hinter dem Muttermund verdeckt liegt. Bei einem verhältnismäßig langen Penis empfiehlt es sich, diesen am Muttermund vorbei in den Endbereich der Vagina zu lenken, der noch einige zusätzliche Zentimeter Spielraum bietet. Am leichtesten fällt dies in Stellungen, bei denen sie oben liegt, er von hinten eindringt oder sie in Rückenlage die Beine eng zur Brust zieht.

Mit steigender Erregung produziert die Vagina zusätzliche Feuchtigkeit, damit der Penis besser in ihr gleiten kann. Wie feucht eine Frau wird, ist jedoch nicht nur vom Erregungszustand und von ihrer Lust abhängig, sondern auch von hormonellen Schwankungen, der Einnahme von Medikamenten (unter anderem der Pille) und sogar davon, wie viel Alkohol sie getrunken hat. Wenn die Vagina zu trocken ist, kann der Sex unangenehm und schmerzhaft sein. Manchmal ist einfach nur mehr Erregung oder eine andere Art der Stimulation nötig, damit die Vagina feucht genug wird. Wenn die Frau auf dem Rücken liegt, kann es auch vorkommen, dass die Feuchtigkeit sich am inneren Ende der Vagina sammelt, anstatt schnell ihr äußeres Ende zu erreichen. Gleitmittel können dabei helfen, zu starke Reibung zu verringern.

Die Feuchtigkeit allein ist allerdings nicht das einzige Zeichen dafür, ob die Vagina bereit für die Penetration ist. Gleichzeitig sollten die Schamlippen deutlich geschwollen und geöffnet sein. Es lohnt sich, mit der Penetration bis zu diesem Punkt zu warten, da erst dann auch die Klitorisschwellkörper durch die Bewegungen des Penis stimuliert werden.

Der G-Punkt

Der G-Punkt liegt innerhalb der Vagina an deren Vorderwand. Er ist genauer genommen kein Punkt, sondern eine Zone mit besonders empfindlichem Gewebe, das die in diesem Bereich entlang der Vagina verlaufende Harnröhre umgibt und bei Erregung zusätzlich anschwillt. Wenn die Frau erregt ist, lässt sich dieser Bereich leichter ertasten, weil er faltiger und strukturierter ist als das umliegende Gewebe.

Obwohl der G-Punkt oft als besonders erogene Zone beschrieben wird, ist er dies nicht bei jeder Frau. Manche finden seine Stimulierung sogar unangenehm oder bekommen ein Gefühl von Harndrang. Andere erreichen tatsächlich allein durch die Stimulation dieser Zone den Höhepunkt. Falls Sie den G-Punkt noch nicht kennen, kann es den Sex also durchaus verbessern, wenn Sie ihn finden – es ist jedoch auch kein Grund zur Verzweiflung, wenn dies nicht gelingt.

Seine Genitalien

Die männlichen Genitalien sind größtenteils leicht erreichbar, was jedoch nicht automatisch bedeutet, dass jeder Mann auch ihr gesamtes Erregungspotenzial kennt. Viele Männer konzentrieren sich besonders bei der Selbstbefriedigung stärker darauf, möglichst schnell zum Orgasmus zu kommen, als auf die genaue Erkundung ihrer Genitalien. Wer perfekten Sex haben will, profitiert jedoch davon, diese so genau wie möglich kennenzulernen.

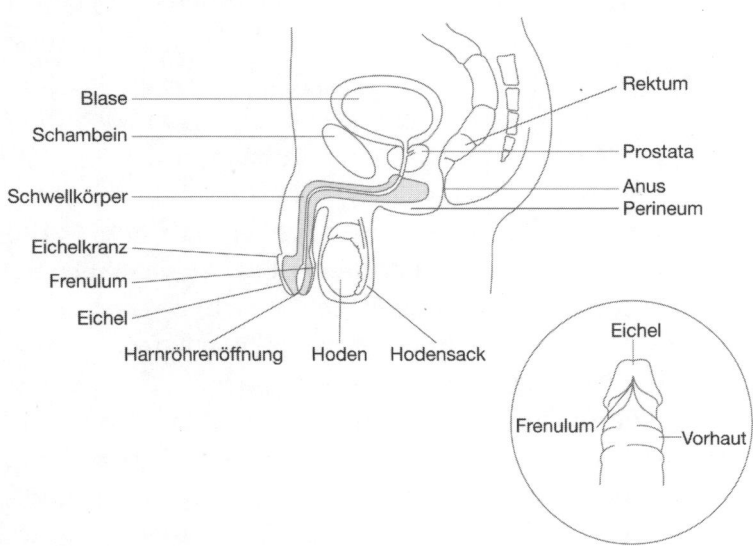

Der Penis

Der Penis hat aus biologischer Sicht den Zweck, das Sperma so nah wie möglich zur Gebärmutter zu bringen. Gleichzeitig ist er die wichtigste erogene Zone des Mannes und für die meisten seiner Orgasmen verantwortlich. Penisse unterscheiden sich in Größe, Form und Farbe stark voneinander. Ihre Länge liegt in erigiertem Zustand meist zwischen 13 und 18 Zentimetern, ihr Durchmesser zwischen drei und fünf Zentimetern. Da die Vagina vor allem in ihrem äußeren Drittel sehr empfindsam ist, spielt die Länge des Penis beim Sex oft eine deutlich geringere Rolle als sein Durchmesser oder seine Form.

Der empfindsamste Teil des Penis ist die Eichel, die besonders erogenen Zonen sind dabei der Eichelkranz – der wulstige Rand der Eichel – und das Frenulum, eine kleine Hautfalte, die die Eichel an der Penisunterseite mit der Vorhaut verbindet. Die Vorhaut bedeckt die Eichel, solange der Penis nicht erigiert ist, um sie zu schützen und feucht zu halten. Da sie von vielen Nerven durchzogen ist, hat sie ebenfalls großes Erregungspotenzial. Wenn Sie die Vorhaut straff in Richtung Penisansatz zurückziehen, werden Stimulationen des Penis oft noch intensiver empfunden.

Gelegentlich ist die Eichel so empfindlich, dass direkte Berührungen unangenehm sind. Dann ist es besser, den Penisschaft zu stimulieren. Dieser besteht aus drei parallel zueinander verlaufenden Schwellkörpern, die sich bei Erregung mit Blut füllen und die Erektion verursachen. Trotzdem ist die Erektion kein sicherer Hinweis darauf, wie erregt ein Mann ist: Wie schnell sie eintritt, hängt unter anderem vom Alter ab, und wenn der Sex länger dauert, ist es ganz normal, dass der Penis zeitweise weicher, dann aber auch wieder härter wird.

Der Penis endet nicht an den Hoden, sondern verläuft unter ihnen weiter. Hinter den Hoden lässt sich die Peniswurzel im Bereich des Perineums noch ertasten, und viele Männer finden es sehr lustvoll, wenn sie dort massiert werden.

Die Hoden

Die Hoden hängen in einem Hautsack direkt unterhalb des Penis. Dieser Hodensack (auch Skrotum genannt) entspricht aus physiologischer Sicht den äußeren Schamlippen der Frau und ist deutlich empfindsamer, als viele Frauen annehmen. Er ist von Haaren bedeckt und kann sich abhängig von der Temperatur und vom Erregungszustand zusammenziehen oder entspannen, sodass die Hoden mal höher und mal tiefer hängen. Besonders die Längsnaht, die über dem Zwischenraum zwischen den beiden Hoden verläuft, ist sehr erogen.

Die Hoden selbst sollten nur mit viel Gefühl gestreichelt und keinesfalls gequetscht oder angestupst werden. Stimulationen in diesem Bereich werden als sehr lustvoll empfunden – manche Männer können allein dadurch zum Orgasmus kommen.

Die Prostata

Die Prostata oder Vorsteherdrüse ist eine im Körper gelegene, etwa kastaniengroße Drüse, deren Sekret einen großen Teil des Spermas ausmacht. Sie befindet sich oberhalb der Peniswurzel hinter dem Schambein und ist daher von außen nur schwer zu stimulieren. Druck auf das Perineum, den Bereich zwischen Hoden und After, kann sich jedoch auf erregende Weise bis zur Prostata fortsetzen. Am besten lässt sich die Prostata stimulieren, indem Sie einen Finger oder einen Dildo in den Anus einführen und sie zwei bis drei Zentimeter innerhalb des Rektums durch seine Vorderwand ertasten.

Für viele Männer ist ihre Prostata ein unbekanntes Objekt, und sie scheuen sich insbesondere vor der analen Stimulation. Da die Prostata hocherogen ist – sie wird mit dem weiblichen G-Punkt verglichen –, kann sich ihre Erforschung jedoch durchaus lohnen. Allerdings finden nicht alle Männer ihre Stimulation gleichermaßen erregend, sodass sich niemand zur Suche nach ihr zwingen sollte.

Erogene Zonen

Neben den Genitalien gibt es noch weitere Körperbereiche, deren Berührung Erregung hervorrufen kann. Sie unterscheiden sich weniger nach dem Geschlecht, sondern vielmehr nach persönlichen Vorlieben. Prinzipiell kann jede Stelle des Körpers eine erogene Zone sein, daher ist es für guten Sex ausschlaggebend, den Körper des Partners nach und nach zu erforschen. Manche Körperbereiche sind von Natur aus besonders sensibel, daher sollten Sie ihnen besondere Aufmerksamkeit widmen. Die folgende Übersicht hilft Ihnen, sie zu finden:

- ★ Kopf:
  Die Kopfhaut ist sehr empfindsam, und Finger, die durch die Haare streichen, können ein Kribbeln verursachen, das sich über den gesamten Rücken zieht.
- ★ Lippen:
  Die Lippen sind eindeutig eine hocherogene Zone. Stimulieren Sie sie nicht nur durch Küsse, sondern auch durch Streicheln mit den Fingerspitzen.

★ Ohren:
Männer finden Streicheleinheiten und Küsse an den Ohren oft deutlich erregender als Frauen. Dabei sind vor allem die Ohrmuscheln erogen, eine nasse Zunge im Ohr mögen nur wenige.

★ Hals, Nacken und Schultern:
Der Hals ist vor allem an den Seiten sehr empfindsam und durch zarte Berührungen leicht zu verwöhnen. Nacken und Schultern halten auch kräftigere Streicheleinheiten aus, und eine kleine Massage kann schon durch ihre entspannende Wirkung in die richtige Stimmung für Sex versetzen.

★ Hände und Arme:
Die zarte Haut an den Innenseiten der Arme, vor allem in der Ellenbeuge und am Handgelenk, ist sehr sensibel. Die Hände sind eine erogene Zone für sich: Besonders auf den Handflächen und in den Fingerzwischenräumen können Küsse und Streicheleinheiten sehr lustvoll sein. Viele Menschen erregt es außerdem, wenn an ihren Fingern geleckt und gesaugt wird.

★ Brüste:
Die Brüste sind bei Frauen wie auch bei Männern hocherogen. Vor allem bei Frauen sind sie fast so stark erregbar wie die Genitalien, und manche Frauen erleben allein durch eine Stimulation der Brüste einen Orgasmus. Die weibliche Brust wird durch Streicheln oder Kneten meist stärker erregt als die männliche. Die Brustwarzen sind dagegen bei beiden Geschlechtern ähnlich empfindsam, wobei weibliche Brustwarzen oft eine stärkere Stimulation aushalten als männliche. Es gibt allerdings Männer, die bei der Stimulation ihrer Brustwarzen nur wenig Lust verspüren oder sie sogar unangenehm finden. Fragen Sie im Zweifelsfall Ihren Partner, ob und wie er dort berührt werden möchte.

* Bauch:
Der Bauch ist bei den meisten Menschen eine überaus sensible Zone, und die Nähe zu den Genitalien macht es noch erregender, ihn zu berühren. Vor allem Frauen empfinden es meist als sehr lustvoll, am Bauch gestreichelt und geküsst zu werden, und wünschen sich oft, dass dieser Bereich mehr Beachtung erfährt.

* Rücken:
Auch am Rücken sind bei manchen Menschen sehr erregende Empfindungen möglich. Eine kurze Massage wirkt auf jeden Fall entspannend und kann daher eine gute Einstimmung für den Sex sein.
Am unteren Rücken, dicht oberhalb des Pos, liegen bei den meisten Menschen besonders empfindsame Bereiche, die vor allem durch sanftes Drücken zu deutlicher Erregung führen.

* Po und Anus:
Der Po bildet mit Anus und Perineum eine der wichtigsten erogenen Zonen. Frauen wie auch Männer finden es erregend, wenn ihre Pobacken geknetet und gestreichelt werden. Der Anus selbst ist für viele nach wie vor mit einem Tabu belegt, was ihn aber letztlich meist umso aufregender macht. Er ist von sehr vielen Nervenenden umgeben, sodass Streicheln oder Küssen in diesem Bereich sehr erregend ist.

* Perineum:
Das Perineum, auch Damm genannt, liegt zwischen dem Scheideneingang beziehungsweise den Hoden und dem Anus. Dieser Bereich ist sehr empfindlich und kann durch Streicheln oder Drücken intensive Empfindungen hervorrufen. Bei Männern findet sich hier kurz vor dem Anus eine kleine Vertiefung, durch deren Drücken außerdem die Prostata von außen stimuliert werden kann.

★ Beine:
Vor allem die Innenseiten der Oberschenkel sind wichtige erogene Zonen, die beim Sex nicht vernachlässigt werden sollten. Auch die Kniekehlen sind in der Regel sehr empfindsam. Manche Menschen haben außerdem erogene Zonen im Bereich der Knöchel oder an den Außen- oder Rückseiten der Oberschenkel.

★ Füße:
Dass die meisten Menschen an den Füßen kitzlig sind, liegt an den vielen Nervenenden, die vor allem die Innenseiten der Fußsohlen durchdringen. Auch die Zehen und ihre Zwischenräume sind ähnlich empfindsam. Kräftige Berührungen werden an den Füßen oft als erregender empfunden als sanfte, die eher den Kitzelreiz auslösen.

Gleitmittel

Gleitmittel können beim Sex eine große Rolle spielen, weil sie die Hautreibung herabsetzen und dadurch intensivere Stimulationen zulassen. Manche Sextechniken werden überhaupt erst durch den Einsatz von Gleitmitteln zum Genuss. Auch bei vaginaler Trockenheit kann Gleitmittel eine große Hilfe sein. Allerdings sollte es nicht dafür verwendet werden, fehlende Erregung zu ersetzen.

Gleitmittel unterscheiden sich grundsätzlich dadurch, ob sie auf Wasser oder auf Öl basieren:

Ölhaltige Gleitmittel sowie reine Körperöle, Vaseline oder Cremes eignen sich für die Masturbation vor allem beim Mann sehr gut, da sie länger gleitfähig bleiben, während wasserhaltige Gleitmittel an der Luft rasch trocknen. Öle sollten allerdings nicht in die Vagina gelangen, da sie die natürliche

Scheidenflora stören und deshalb Irritationen hervorrufen können. Falls Sie Kondome aus Latex verwenden, müssen Sie auf alles Ölhaltige verzichten, da es das Latex angreift und das Kondom dadurch reißen oder undicht werden kann. Auch die Materialien von Sexspielzeugen können von ölhaltigen Gleitmitteln angegriffen werden, daher sollten Sie sie nur in Verbindung mit Gleitmitteln auf Wasserbasis verwenden.

Gleitmittel auf Wasserbasis trocknen manchmal schnell ein. Anstatt dann noch mehr Gleitmittel zu verwenden, sollten Sie es zunächst mit etwas Wasser oder Speichel wieder befeuchten – das Gleitmittel wird dadurch meist schnell wieder flüssig.

Gleitmittel gibt es vor allem in Sexshops in verschiedenen Geschmäckern und Farben. Für tollen Sex genügt eine einfache Ausführung, die einzig und allein die Gleitfähigkeit erhöht, allenfalls Mittel zur Empfängnisverhütung können eine sinnvolle Zutat sein. Besonders bei empfindlicher Haut können manche Inhaltsstoffe zu Hautreizungen führen, deshalb ist es am besten, sich auf das Wesentliche zu beschränken.

Masturbation allein und zu zweit

Bei der Masturbation verschaffen Sie sich selbst oder Ihrem Partner mit Ihren Händen Lust – und zwar vor allem durch das Streicheln der Genitalien. Wer allein masturbiert, möchte in der Regel sexuelle Spannungen abbauen und sich selbst zum Orgasmus bringen. Zusammen mit dem Partner dient die Masturbation dagegen meist als Vorspiel, um genügend Erregung für den Koitus aufzubauen. Beide Aspekte haben ihre Bedeutung für den ultimativen Sex.

Die Selbstbefriedigung mit den eigenen Händen hilft Ihnen dabei, herauszufinden, was Sie wirklich anmacht und wo Sie auf welche Weise berührt werden wollen. Ob Mann oder Frau: Anstatt darauf zu warten, dass Ihr Partner durch Zufall genau die richtigen Stellen und Berührungen findet, sollten Sie dies in Ihre eigenen Hände nehmen.

Erforschen Sie Ihren Körper und seine Bedürfnisse. Beschränken Sie sich dabei aber nicht darauf, so schnell wie möglich einen Orgasmus anzusteuern. Nehmen Sie sich stattdessen die Zeit, verschiedene Arten der Berührung auszuprobieren, jeden Quadratzentimeter Ihres Körpers kennenzulernen und so im Laufe der Zeit immer genauer herauszufinden, was sich an welchen Stellen gut, fantastisch oder einfach umwerfend anfühlt – und wie Sie diese Erregung über längere Zeit halten können. Dasselbe gilt natürlich, wenn Sie Ihren Partner manuell stimulieren.

Darüber hinaus können Sie durch Masturbation die Empfindungsfähigkeit Ihres Körpers steigern. Diese ist nicht immer gleich stark ausgeprägt: Bei Schmerzen oder unangenehmem Druck können wir unsere Empfindsamkeit bewusst dämpfen und diese Reize – zumindest für eine Weile – weitgehend ignorieren. Ebenso ist es möglich, bei angenehmen Reizen die Empfindungsfähigkeit zu erhöhen – und dies wird Ihnen umso besser gelingen, je mehr Übung Sie darin haben. Achten Sie beim Masturbieren daher immer darauf, sich ganz in die Körperregionen hineinzuversetzen, die Sie gerade berühren, und nehmen Sie Ihre Empfindungen ganz bewusst wahr.

Auf den folgenden Seiten lernen Sie verschiedene Techniken kennen, um sich selbst oder Ihren Partner nur mit den

Händen zu erregen. Manche dieser Techniken haben Sie sicher schon angewendet, aber Ihr Partner könnte die Beschreibung durchaus nützlich finden. Lesen Sie auf jeden Fall beide Abschnitte – über Männer und über Frauen – durch und sammeln Sie nach und nach Ihre eigenen Erfahrungen mit verschiedenen Techniken, sowohl bei sich selbst als auch bei Ihrem Partner. Im Anschluss finden Sie Tipps für die Masturbation zu zweit.

Achten Sie bei der Masturbation unbedingt auf saubere Hände und kurz geschnittene, gefeilte Fingernägel. Schmutzränder unter den Nägeln, harte Hornhaut oder kratzende Fingernägel sind eine sichere Methode, sich und dem Partner den Spaß am Masturbieren zu verderben, und können im schlimmsten Fall sogar Infektionen verursachen.

Männer

Die meisten Männer konzentrieren sich beim Masturbieren nicht ohne Grund ausschließlich auf ihren Penis: Dadurch können sie am schnellsten zum Orgasmus kommen. Ob sie dabei Gleitmittel wie Gel, Öl oder auch Speichel verwenden oder trocken masturbieren, indem sie die Vorhaut vor- und zurückschieben, macht einen großen Unterschied. Trocken ist zwar weniger Vorbereitung nötig, aber mit Gleitmittel ist die Masturbation ein deutlich sinnlicheres Erlebnis. Die meisten der folgenden Techniken sollten mit Gleitmittel durchgeführt werden, um die Haut nicht zu stark zu reizen. Sie können beim Masturbieren entweder jeweils eine einzige Technik verwenden oder zwischen verschiedenen Techniken wechseln – so ergeben sich viele Kombinationsmöglichkeiten.

Trocken masturbieren

Beim trockenen Masturbieren legen Sie in der Regel nur den Daumen und einen oder zwei Finger so um den Penisschaft, dass Sie die Vorhaut vor- und zurückschieben können. Die Vorhaut ist elastisch genug für einen gewissen Bewegungsspielraum. Dieser sollte auf jeden Fall über den Übergang vom Penisschaft zur Eichel führen, der besonders empfindlich ist. Sehr erregend ist es, wenn Sie dabei – beispielsweise mit der Fingerspitze – gezielt das Frenulum stimulieren.

Achten Sie darauf, Ihre Hand nicht ruckartig auf und ab zu bewegen, sondern sie möglichst fließend die Richtung wechseln zu lassen. Probieren Sie aus, ob Ihnen dies leichter fällt, wenn Sie die Hand aus dem Handgelenk heraus oder wenn Sie den gesamten Unterarm bewegen. Bei der ersten Variante haben Sie normalerweise mehr Kontrolle über Ihre Bewegung, auch wenn es zunächst etwas Übung erfordert und auf Dauer möglicherweise anstrengender ist. Sollte das der Fall sein, können Sie auch einfach zwischen beiden Methoden wechseln.

Aufwärtsstreichen

Geben Sie Gleitmittel in Ihre Handflächen und lassen Sie es kurz warm werden. Schließen Sie eine Hand an der Peniswurzel um den Penisschaft und ziehen Sie sie in einer gleitenden Bewegung nach oben bis über die Penisspitze. Sobald Sie mit der ersten Hand über diese hinausgleiten, schließen Sie Ihre andere Hand ebenso um die Peniswurzel und wiederholen die Bewegung mit dieser Hand, sodass eine fließende Bewegung mit beiden Händen entsteht.

Diese Technik eignet sich gut, um den Penis schneller steif werden zu lassen. Sie ist besonders effektiv, wenn Sie den Druck Ihrer jeweiligen Hand verstärken, sobald Sie die Eichel erreichen.

Abwärtsstreichen

Auch beim Abwärtsstreichen sollten Sie großzügig Gleitmittel verwenden. Wenden Sie diese Methode am besten erst an, wenn der Penis schon deutlich erigiert ist. Schließen Sie eine Hand um die Peniswurzel, um den Penis zu stabilisieren. Dann legen Sie Ihre andere Hand um die Eichel und streichen über den Penisschaft abwärts. Bevor Sie an der Peniswurzel ankommen, nehmen Sie Ihre stützende Hand dort weg, um mit ihr gleich danach dieselbe Bewegung durchzuführen. Durch den stetigen Wechsel der Hände ergibt sich wieder eine fließende Bewegung.

Achten Sie darauf, nicht zu fest zuzudrücken, um den Penis nicht unangenehm gegen den Körper zu schieben. Stattdessen können Sie die Technik gut mit Drehbewegungen kombinieren.

Drücken und drehen

Durch etwas stärkeren Druck und anhand von Drehbewegungen können Sie das Aufwärts- und Abwärtsstreichen abwechslungsreicher gestalten. Sie können daraus aber auch ganz eigene Techniken entwickeln, zum Beispiel:

★ Schließen Sie beide Hände mit verschränkten Fingern um den Penis. Drücken Sie dann – ganz nach Wunsch – in einem langsamen oder schnellen Rhythmus den Penis zwischen Ihren Händen. Lassen Sie Ihre Hände dabei auf und ab wandern, da der Druck an verschiedenen Stellen unterschiedliche Empfindungen hervorruft.

★ Anstatt zu drücken, können Sie Ihre Hände in dieser Haltung mit genügend Gleitmittel auch hin und her drehen, während Sie gleichzeitig am Penis auf und ab gleiten. Wenn Sie merken, dass es Ihrem Partner gefällt, können Sie auch abwechselnd drehen und drücken.

★ In derselben Haltung können Sie Ihren Partner noch auf eine Weise stimulieren, die bei der Selbstbefriedigung nicht möglich ist: Halten Sie den Penis von unten zwischen Ihren Händen, sodass Ihre Daumen, wenn Sie sie strecken, am Frenulum liegen. Während Sie den Penisschaft einfach nur halten, können Sie mit den Daumenkuppen das Frenulum und den Übergang zwischen Penis und Eichel streicheln und drücken.

★ Eine weitere interessante Technik erinnert an das Auswringen eines Handtuchs, der Druck sollte dabei aber wesentlich geringer sein. Geben Sie Gleitmittel in Ihre Hände und legen Sie sie nebeneinander um den Penis. Eine Hand liegt dabei dicht über der anderen. Dann drehen Sie Ihre Hände in entgegengesetzte Richtungen langsam hin und her.

Eichel und Vorhaut

Eichel und Vorhaut sind besonders sensibel für jede Art der Stimulation. Daher können Sie beispielsweise das Aufwärts- oder Abwärtsstreichen auch gelegentlich nur auf diesen Teil des Penis beschränken, um besonders intensive Empfindungen hervorzurufen. Oder Sie probieren eine der folgenden Techniken aus:

★ Halten Sie den Penisschaft mit einer Hand aufrecht und legen Sie die andere Hand so um die Eichel, dass Daumen und Zeigefinger am Übergang zwischen Eichel und Penisschaft liegen. Dann machen Sie mit dieser Hand drehende Bewegungen, wobei vor allem Daumen und Zeigefinger den sensiblen Rand der Eichel stimulieren.

★ Halten Sie wieder mit einer Hand den Penisschaft aufrecht und geben Sie großzügig Gleitmittel in die andere Hand. Diese legen Sie mit der gewölbten Handfläche von oben auf die Eichel. Nun können Sie die Handfläche auf der Eichel hin und her drehen oder kreisförmige Bewegungen auf der Eichel durchführen.

★ Variieren Sie diese Technik, indem Sie die Finger der Hand, die auf der Eichel liegt, möglichst fest an den Penis legen. Nun können Sie sie auch auf- und abwärts bewegen, wobei die Eichel jedes Mal in Ihre Handfläche stößt. Mit etwas Geschick können Sie dabei allein mit dieser Hand den Penis halten, sodass die andere frei wird und beispielsweise die Hoden stimulieren kann.

★ Legen Sie die Fingerspitzen einer Hand ringsum so auf die Vorhaut, dass Sie diese sanft über die Eichel auf und ab schieben können. Dies funktioniert am besten, wenn der Penis noch nicht völlig erigiert ist. Solange er noch sehr weich ist, können Sie die Vorhaut dabei immer wieder ganz über die Eichel ziehen, sodass sie über den Penis hinausragt, und die entstehende Hautfalte zwischen Ihren Fingern drücken oder reiben.

Die Hoden

Widmen Sie sich zur Abwechslung oder zusätzlich zur Stimulation des Penis mit Ihrer freien Hand den Hoden:

★ Sie können die Hoden mit den Fingerspitzen streicheln, mit dem Fingernagel sanft darüber kratzen oder sie auch einfach nur in Ihrer gewölbten Hand halten.

★ Nehmen Sie sanft eine kleine Hautfalte des Hodensacks zwischen die Spitzen von Zeigefinger und Daumen und reiben oder rollen Sie sie zwischen Ihren Fingern.

★ Bilden Sie mit Zeigefinger und Daumen einen Ring um den Hodensack, sodass Ihre Finger zwischen den Hoden und dem Körper liegen. Nun können Sie die Hoden sanft ein kleines Stückchen vom Körper wegziehen oder den Ring ein wenig enger schließen, sodass die Hoden deutlicher hervortreten.

★ Außerdem ist es möglich, mit der Fingerspitze sanft zwischen den Hoden zu massieren.

★ Verwenden Sie diese Techniken nur, wenn sie weder Schmerzen noch Unbehagen auslöst. Achten Sie dabei darauf, die Hoden niemals zu quetschen, zu schlagen oder heftig anzustupsen.

Tempo und Rhythmus

Mindestens ebenso wichtig wie eine aufregende Technik sind bei der Stimulation des Penis das richtige Tempo und der Rhythmus der Bewegungen. Obwohl rhythmische Bewegungen grundsätzlich gut sind, sollten Ihre Hände zumindest zu Beginn der Stimulation auf keinen Fall zu gleichmäßig vorgehen: Unvorhersehbare und wie zufällig erscheinende Berührungen werden von den meisten Männern als noch erregender empfunden. Je größer die Erregung wird und je näher der Orgasmus rückt, desto mehr wird dagegen ein konstanter Rhythmus gewünscht.

Das ideale Tempo der Bewegungen ist sowohl von der gewählten Technik als auch von persönlichen Vorlieben abhängig. Grundsätzlich gilt, dass Tempo und Druck aufeinander abgestimmt werden sollten: je größer der Druck, desto langsamer das Tempo, und umgekehrt. Suchen Sie aber nicht einfach nur nach dem Idealtempo, um dieses dann immer beizubehalten, sondern wechseln Sie auch zwischendurch immer mal wieder die Geschwindigkeit. Indem Sie von schnellen oder kräftigen Bewegungen wieder zu langsamem, sanftem Streicheln zurückschalten, können Sie die Erregung bremsen und die Masturbation in die Länge ziehen.

Das Perineum, der Po, die Brustwarzen

Der Penis ist nicht der einzige Körperteil, der beim Masturbieren lustvolle Gefühle hervorrufen kann. Daher sollten sich Ihre Berührungen auch nicht ausschließlich auf ihn konzentrieren:

★ Streicheln Sie während der Masturbation das direkt hinter den Hoden gelegene Perineum oder drücken Sie es mit Ihren Fingerspitzen. Der Druck kann an dieser Stelle sowohl die Peniswurzel als auch die Prostata stimulieren.
★ Umfassen Sie mit einer Hand eine Pobacke, während Sie mit der anderen den Penis stimulieren, oder streicheln Sie den Po. Auch ein Finger am oder im Anus kann die Masturbation noch erregender machen.
★ Streicheln, kneifen oder küssen Sie die Brustwarzen.
★ Auch die Oberschenkel, der Bauch und andere erogene Zonen können durch Streicheleinheiten für noch mehr Erregung sorgen.

Frauen

Die meisten Frauen kommen beim Masturbieren durch die Stimulation der Klitorisspitze zum Orgasmus. Manchmal ist diese jedoch so empfindlich, dass sich direkte Berührungen unangenehm anfühlen. Wenn das der Fall ist, lässt sich die

Klitoris durch Berührungen des umliegenden Gewebes indirekt stimulieren.

Da die Vagina früher oder später von selbst feucht wird, ist eigentlich kein Gleitmittel nötig. Es kann jedoch die Empfindungen intensivieren und die Erregung von Anfang an schneller steigen lassen.

Viele Frauen benutzen beim Masturbieren manchmal Vibratoren oder Dildos, die auch ihr Partner gut einsetzen kann. Diesen Sexspielzeugen ist ab Seite 121 ein eigenes Kapitel gewidmet.

Der Venushügel

Drücken und kneten Sie den Venushügel oder lassen Sie Ihre Finger darauf vibrieren. Legen Sie Ihre Fingerspitzen oder Ihre Handfläche auf den Venushügel und schieben Sie ihn als Ganzes vor und zurück oder im Kreis. Sanftes Trommeln mit den Fingerspitzen löst ebenfalls sehr angenehme Gefühle aus. Sie können auch Druck auf den Venushügel ausüben, während Sie die Schamlippen oder die Klitoris streicheln, indem Sie Ihren Handballen oder Ihr Handgelenk dort aufliegen lassen.

Die Schamlippen

Die äußeren und inneren Schamlippen erlauben verschiedene erregende Stimulationstechniken, werden aber leider trotzdem oft vernachlässigt. Die folgenden Techniken sollten Sie auf jeden Fall ausprobieren:

★ Wenn die äußeren Schamlippen noch geschlossen sind, streichen Sie mit Ihren geschlossenen Fingern darüber.

Streicheln Sie Ihre Partnerin auch links und rechts entlang des Beinansatzes. Folgen Sie mit der Fingerspitze dem Spalt zwischen den Schamlippen, ohne ihn zu öffnen.

★ Nehmen Sie eine Schamlippe zwischen Zeigefinger und Daumen, drücken Sie sie sanft, gleiten Sie daran auf und ab oder rollen Sie sie zwischen Ihren Fingerkuppen. Probieren Sie dies nach und nach einzeln sowohl an den äußeren als auch an den inneren Schamlippen und achten Sie auf Unterschiede in der Reaktion – viele Frauen sind an bestimmten Stellen oder auf einer bestimmten Seite besonders empfindsam.

★ Schieben Sie Ihren Zeige- und Mittelfinger von oben jeweils links und rechts zwischen die inneren und äußeren Schamlippen und gleiten Sie dort auf und ab. Achten Sie darauf, die Klitoris dabei nicht zu stark zu stimulieren – streichen Sie lieber in großen Bögen um sie herum.

★ Massieren Sie den Bereich rings um die Schamlippen mit der Fingerspitze in kleinen, kreisenden Bewegungen und tasten Sie sich dabei immer weiter über die äußeren Schamlippen bis zu den inneren Schamlippen vor. Massieren Sie dabei langsam und behutsam weiter und passen Sie den Druck an die Reaktionen Ihrer Partnerin an.

★ Nehmen Sie die inneren Schamlippen zwischen Ihre Finger und drücken Sie sie aneinander. Reiben Sie nun mit Ihren Fingern in entgegengesetzte Richtungen hin und her, sodass sich die Schamlippen gegeneinander verschieben.

Die Klitoris

Beginnen Sie die Stimulation der Klitorisspitze stets mit sehr sanften, leichten Berührungen, um herauszufinden, ob sie für direkte Liebkosungen nicht gerade zu empfindlich ist. Sollte dies der Fall sein, können Sie die Klitoris mit den folgenden Techniken auch schonender stimulieren:

★ Massieren Sie mit der Fingerspitze sanft den Bereich direkt um die Klitorisspitze – Ihre Bewegungen werden sich dabei auch auf die Klitoris selbst übertragen.
★ Streichen Sie mit den Fingern vom Venushügel zur Klitorisspitze, aber setzen Sie die Finger kurz vor dem Ziel ab. Dies stimuliert vor allem den Klitorisschaft.
★ Drücken Sie den vorderen Teil der inneren Schamlippen zwischen Daumen und Zeigefinger sanft zusammen. Variieren Sie die Druckstärke, ziehen Sie sanft an den Schamlippen oder lassen Sie Ihre Finger mit ihnen kreisen.

Für die direkte Stimulierung der Klitorisspitze eignen sich am besten diese Techniken:

★ Legen Sie die Spitzen von Zeige-, Mittel- und Ringfinger dicht nebeneinander auf die Klitorisspitze und massieren Sie diese gemeinsam mit den umliegenden Bereichen.
★ Nehmen Sie die Spitze der Klitoris zwischen Daumen und Zeigefinger und reiben Sie sie oder rollen Sie sie sanft zwischen Ihren Fingern.
★ Legen Sie eine Hand so auf den Venushügel, dass Sie mit Ihren Fingern die Schamlippen spreizen können. Dann legen Sie die andere Hand darüber und streicheln mit den Fingerspitzen die nun frei zugängliche Klitoris, zum Beispiel mit kleinen Kreisbewegungen.
★ Legen Sie Ihren Handballen auf den Venushügel und öffnen Sie mit Ihrem Zeige- und Ringfinger die Scham-

lippen. Tippen oder trommeln Sie dann mit dem Mittelfinger auf die Klitoris – je nach Reaktion der Partnerin
mal sanfter und mal stärker.

★ Streichen Sie mit der Fingerspitze immer wieder vom
Scheideneingang zwischen den inneren Schamlippen bis
zur Klitorisspitze, umrunden Sie diese oder beschreiben
Sie einen kleinen Kreis darauf und lassen Sie den Finger
dann wieder zum Scheideneingang zurückgleiten.

Die Vagina und der G-Punkt

Um die Vagina und den in ihr liegenden G-Punkt zu stimulieren, führen Sie einen oder mehrere Finger ein. Dafür ist
genügend Feuchtigkeit nötig: Meist werden Stimulationen
in der Vagina erst dann als angenehm empfunden, wenn
die Erregung schon groß und genug natürliche Feuchtigkeit
vorhanden ist. Gleitmittel können diese Feuchtigkeit noch
zusätzlich steigern.

Die Vagina ist vor allem im äußeren Bereich sehr empfindsam. Erkunden Sie nach und nach alle Seiten, um herauszufinden, wo besonders erregbare Stellen liegen.

Meist empfinden es Frauen als erregender, wenn der Finger nicht gleich ganz in die Vagina eingeführt wird, sondern
sich Stück für Stück (oder Fingerglied für Fingerglied) hin-
eintastet. Das gibt mehr Zeit, um die Empfindungen dabei
richtig wahrzunehmen und ganz auszukosten. Dabei sind
unter anderem die folgenden Varianten möglich:

★ Legen Sie den Handballen auf den Venushügel, sodass
Sie mit Zeige- und Ringfinger die Schamlippen öffnen
können. Gleiten Sie dann mit dem Mittelfinger in die Vagina. Auf diese Weise können Sie zwar nicht tief eindrin-

gen, aber gleichzeitig mit den anderen beiden Fingern den Scheideneingang und die Schamlippen stimulieren.

★ Öffnen Sie mit einer Hand die Schamlippen und führen Sie Zeige- und Mittelfinger der anderen Hand in die Vagina ein. Nun können Sie Ihre Finger kreisen lassen, mit sanftem Druck die Scheidenwand massieren oder mit Ihren Fingern abwechselnd kraulende Bewegungen machen. Drehen Sie dabei von Zeit zu Zeit Ihre Hand etwas, um möglichst große Bereiche der Vagina zu erreichen.

★ Auch der G-Punkt lässt sich am besten auf diese Weise mit den Fingerspitzen stimulieren. Manchmal ist er leichter zu finden, wenn Sie nur den Zeigefinger einführen.

★ Beim Masturbieren zu zweit finden viele Frauen es sehr erregend, wenn ihr Partner von hinten die Hand zwischen ihre Schenkel legt, da seine Finger sie dann in einem ganz anderen Winkel berühren. Dabei können Sie auch den Daumen in die Vagina einführen und gleichzeitig mit den Fingern die Klitoris stimulieren. Besonders der G-Punkt lässt sich von hinten oft besser mit dem Daumen erreichen.

★ Manche Frauen finden die Stimulation der Vagina noch erregender, wenn gleichzeitig eine Hand von außen auf die Bauchdecke drückt. Andere erinnert es nur an die Tastuntersuchung beim Gynäkologen. Fragen Sie im Zweifelsfall nach oder probieren Sie es (gemeinsam) aus.

Der Bauch, die Brüste und der Po

Das Masturbieren wird von den meisten Frauen als noch lustvoller empfunden, wenn die Berührungen sich nicht nur auf die Genitalien beschränken. Beziehen Sie auch den Rest des Körpers durch Streicheleinheiten mit ein, und dabei vor allem die folgenden Bereiche:

★ Bauch: Schon durch seine Nähe zu den Genitalien hat
der Bauch viel Erregungspotenzial. Vor allem sanftes oder auch kräftiges Streicheln mit den Fingern und
Handflächen fühlt sich hier sehr angenehm an. Außerdem entspannt es die Beckenregion, die dadurch insge-
samt empfänglicher für lustvolle Gefühle wird.

★ Brüste: Streichen Sie in Kreisen um die Brüste, zeichnen
Sie Spiralen bis zu den Brustwarzen oder streichen Sie
in geraden Linien von den Außenseiten der Brust zu den
Brustwarzen. Sie können die Brust auch mit der ganzen
Hand umschließen und – je nach Wunsch – sanft oder
kräftig kneten. Die Stimulation der Brüste wird von manchen Frauen als so erregend empfunden, dass sie manchmal bis zum Orgasmus führen kann, besonders, wenn der
Partner dabei auch an den Brustwarzen saugt.
Die Brustwarzen sind besonders leicht zu erregen: Ziehen Sie mit den Fingerspitzen Kreise um den Warzen-
hof. Nehmen Sie die Brustwarze zwischen die Spitzen von Zeigefinger und Daumen und drücken, rollen
oder ziehen Sie sie sanft. Passen Sie die Intensität der
Berührung immer an die Reaktionen der Partnerin an
– manche Frauen wollen an den Brustwarzen nur hauch-
zart berührt werden, andere finden erst kräftige Griffe
richtig erregend. Sie können auch mit zwei Fingern die
Brustwarze abwechselnd drücken und dann in die Höhe
ziehen, um sie aufzurichten, oder mit den Fingerspitzen
schnell und leicht daran zupfen.

★ Po: Halten Sie mit einer Hand eine Pobacke, während
Sie mit der anderen die Genitalien stimulieren. Sie können dabei auch das Becken in die jeweils gewünschte Position drehen. Streicheln, drücken oder kneifen Sie den
Po. Auch ein Finger am oder im Anus kann die Masturbation noch erregender machen. Am Perineum, dem Be-

reich zwischen Vulva und Anus, kann eine sanfte Massage ebenfalls sehr erregend sein.

★ Oberschenkel: Vor allem die Innenseiten reagieren sehr empfindsam auf alle Streicheleinheiten oder Küsse und Zungenspiele.

★ Auch die Stimulation von Lippen, Hals und Nacken und allen anderen erogenen Zonen kann die Masturbation noch abwechslungsreicher und erregender machen.

Zu zweit

Alle bisher beschriebenen Techniken eignen sich sowohl für die Selbstbefriedigung als auch dazu, den Partner zu verwöhnen. Zu zweit werden Sie die Masturbation oft nicht bis zum Orgasmus fortsetzen, sondern ab einem gewissen Erregungsgrad zum Geschlechtsverkehr übergehen. Wenn Sie Ihrem Partner oder Ihrer Partnerin aber gelegentlich nur durch die Berührungen Ihrer Hände einen Orgasmus schenken, können Sie dabei seinen beziehungsweise ihren Körper erforschen, seine beziehungsweise ihre Reaktionen besser kennenlernen und nicht zuletzt auch üben, ihn oder sie längere Zeit in höchster Erregung zu halten, ohne es zum Orgasmus kommen zu lassen.

Nutzen Sie das Masturbieren, um sich von Ihrem Partner zeigen oder sagen zu lassen, wo er auf welche Weise berührt werden möchte und welche Arten der Stimulation ihm am besten gefallen. Auch wenn Sie es vielleicht nicht schaffen, die Bewegungen, die Ihr Partner bei der Selbstbefriedigung macht, genau nachzuahmen, erfahren Sie dadurch doch einiges über seine Vorlieben.

Viele Menschen finden es höchst erregend, ihrem Partner zuzusehen, während dieser masturbiert. Ganz nebenbei erfahren sie dabei auch eine Menge über seine sexuellen Reaktionen. Noch lustvoller kann es sein, wenn ein Partner sich selbst befriedigt, während der andere ihn im Arm hält oder noch zusätzlich mit seinen Händen stimuliert.

Günstige Stellungen

Je nachdem, auf welche Art Sie Ihren Partner verwöhnen möchten, empfehlen sich verschiedene Stellungen:

★ Strecken Sie sich nebeneinander aus und nehmen Sie Ihren Partner in den Arm. So können Sie gleichzeitig die Genitalien oder die Brustwarzen Ihre Partners beziehungsweise Ihrer Partnerin stimulieren und ihn oder sie küssen. Diese Stellung wird als sehr intim empfunden und sie schenkt viel Nähe und Vertrauen. Als Variante können Sie Ihren Partner in Seitenlage von hinten umarmen.

★ Setzen oder knien Sie sich zwischen die gespreizten Beine Ihres Partners. So haben Sie viel Bewegungsfreiheit, während Ihr Partner gut beobachten kann, was Sie tun – vor allem, wenn er den Rücken oder Kopf mit einigen Kissen stützt.

★ Nehmen Sie dieselbe Stellung an der Bettkante oder am Rand der Couch ein, sodass Sie zwischen den gespreizten Beinen Ihres Partners auf dem Boden Platz nehmen können. So sehen Sie noch viel genauer, was Sie tun, während Ihr Partner sich in seinen Reaktionen weniger beobachtet vorkommt. Manche Menschen fühlen sich in dieser Stellung den Stimulationen auch erregend ausgeliefert.

★ Setzen oder knien Sie sich neben Ihren Partner. So können Sie praktisch seinen gesamten Körper erreichen.

★ Strecken Sie sich nebeneinander aus, aber mit Ihrem Kopf zu den Füßen Ihres Partners. So können Sie sich gegenseitig oder abwechselnd stimulieren, ohne ständig die Stellung wechseln zu müssen.

★ Vor allem Frauen finden es oft sehr erregend, sich auf oder vor das Bett zu knien oder sich über einen anderen Gegenstand zu beugen, sodass ihr Partner sie von hinten berühren kann.

★ Setzen Sie sich so aufs Bett, dass Sie sich mit dem Rücken anlehnen können. Ihr Partner setzt sich mit dem Rücken zu Ihnen zwischen Ihre gespreizten Beine. Nun können Sie Ihre Beine über die Ihres Partners beziehungsweise Ihrer Partnerin legen, um diese nach Wunsch zu spreizen. In dieser Stellung kann Ihr Partner sich sehr gut zusätzlich selbst stimulieren oder Ihre Hände führen.

★ Ihr Partner oder Ihre Partnerin lehnt sich mit dem Rücken an eine Wand, während Sie vor ihm beziehungsweise ihr stehen oder knien. Bei Frauen ist es ideal, wenn Sie dabei einen Fuß erhöht auf ein Möbelstück oder Ähnliches stellen können.

Tipps für Männer

Frauen wünschen sich meist zärtliche Berührungen, Männer dagegen ein direkteres Vorgehen. Daher ist es für eine Frau meist besser, wenn sich der Mann nicht sofort oder ausschließlich auf die Genitalien konzentriert, sondern auch den Bauch, die Oberschenkel (vor allem an der Innenseite), die Brüste und noch weitere Körperregionen mit Streicheleinheiten liebkost.

Ob Frauen beim Masturbieren einen oder mehrere Finger in ihrer Vagina spüren möchten, ist sehr unterschiedlich – sowohl von Frau zu Frau als auch von Situation zu Situation. Daher ist es eine gute Idee, abzuwarten, ob sich die Vagina den Fingern geöffnet entgegenstreckt, oder im Zweifelsfall einfach zu fragen.

Wenn Sie Ihre Partnerin zu einem erfüllenden Orgasmus bringen möchten, dürfen Sie keinesfalls zu früh mit der Stimulation aufhören. Setzen Sie die Berührungen bis zum Orgasmus fort, oder im Zweifelsfall so lange, bis sie sich von Ihnen zurückzieht oder Ihnen auf andere Weise zu verstehen gibt, dass sie genug hat. Je näher Ihre Partnerin dem Orgasmus kommt, desto wichtiger ist es, dass Sie Technik und Rhythmus beibehalten. Direkt nach dem Orgasmus sind die Genitalien – und vor allem die Klitoris – Ihrer Partnerin wahrscheinlich so empfindlich, dass Sie ihr eine kurze Pause gönnen sollten.

Tipps für Frauen

Sobald Ihr Partner eindeutig auf den Orgasmus zusteuert, sollten Sie Rhythmus und Tempo nicht mehr wechseln, sondern die Stimulation eher noch ein bisschen verstärken – falls die Masturbation überhaupt zum Orgasmus führen soll und nicht nur als Vorspiel dient. Die meisten Männer wünschen sich zu diesem Zeitpunkt kräftigen Druck im unteren Bereich des Penisschafts. Mit dem ersten Ejakulationsstoß darf die Stimulation dann wieder sanfter werden, aber sie sollte noch nicht ganz aufhören: Einige Streicheleinheiten für die Penisspitze während des Orgasmus können diesen noch erfüllender machen. Wenige Sekunden nach dem Orgasmus können Sie dann nochmals sanft den Übergang zwischen Penisschaft und Eichel drücken, um letzte Samentropfen herauszupressen. Da der Penis direkt nach dem Orgasmus normalerweise sehr empfindlich ist, sollten Sie ihm dann eine kurze Ruhepause gönnen.

Achten Sie bei all dem stets auf die Reaktionen Ihres Partners. Am besten lassen Sie sich bei einem der ersten Male von ihm zeigen oder sagen, wie er berührt werden möchte,

wie er sich selbst stimuliert und wie stark oder andauernd
Sie ihn während seines Orgasmus berühren sollen – gerade
Letzteres kann nämlich den Unterschied zwischen einem
tollen und einem absolut überwältigenden Orgasmus aus-
machen.

Wenn Sie Ihrem Partner einmal nicht nur mit Ihren Händen
Lust verschaffen wollen, können Sie Folgendes ausprobieren: Legen Sie seinen Penis zwischen Ihre Brüste und drücken Sie diese mit Ihren Händen zusammen. Dies ist am
einfachsten, wenn Sie auf dem Rücken liegen und er über
Ihnen kniet. Bei kleinen Brüsten können Sie Ihre Finger
über dem Penis verschränken, sodass er ganz eingehüllt ist.
Vor allem, wenn Sie etwas Gleitmittel verwenden, wird sich
dies ebenso aufregend für ihn anfühlen wie eine Vagina.
Die Bewegungen dabei müssen allerdings weitgehend von
ihm ausgehen.

Orale Befriedigung für sie und ihn

Oralsex – die Stimulierung der Genitalien mit Lippen und
Zunge – kann manchmal noch erregender sein als der Koitus selbst. Daher eignet sich Oralsex sowohl als Vorspiel
wie auch als aufregender Ersatz für den Geschlechtsverkehr. Sowohl Männer als auch Frauen schätzen an der oralen Befriedigung, dass sie sich dabei besonders angenommen fühlen und sich ganz dem Genuss hingeben können,
ohne selbst viel dafür tun zu müssen.

Wie erregend der Oralsex ist, hängt unter anderem davon
ab, mit wie viel Leidenschaft der gebende Partner bei der
Sache ist: Wer seinen Partner nur aus Gefälligkeit oder gar
widerstrebend im Intimbereich leckt und küsst, wird bei

Weitem nicht dieselbe Wirkung erzielen wie jemand, der es genießt. Falls Sie gar keinen Reiz daran finden können, sollten Sie sich auch nicht dazu zwingen – es lohnt sich jedoch, nach den Gründen dieser Abneigung zu forschen und sie, wenn möglich, zu überwinden.

Eine wichtige Voraussetzung dafür, dass der Oralsex für beide Partner erotisch ist, ist ein gepflegter Intimbereich – der Geschmack ist dann einfach besser. Scheuen Sie sich nicht, Ihren Partner vorher kurz unter die Dusche zu schicken (notfalls genügt auch eine kurze Wäsche mit einem Waschlappen und warmem Wasser). Wenn Sie verraten, was Sie vorhaben, sollte er oder sie dieser Bitte gern nachkommen. Streichen Sie vor Beginn außerdem einige Male mit gestreckten Fingern durchs Schamhaar, um lose Haare auszukämmen, bevor diese in Ihrem Mund landen.

Günstige Stellungen

Die einfachste Stellung für oralen Sex ist jene, bei der ein Partner zwischen den gespreizten Beinen des anderen kniet oder liegt. Es gibt jedoch noch weitere erregende Möglichkeiten:

★ Platzieren Sie Ihren Partner oder Ihre Partnerin nah an der Bettkante, auf einem Sessel oder auf der Couch, sodass Sie zwischen seinen oder ihren gespreizten Beinen auf dem Boden sitzen können – so haben Sie wesentlich mehr Bewegungsfreiheit. Wenn er sie befriedigt, kann er dabei eines oder beide ihrer Beine über seine Schultern legen. Wenn sie ihre Füße auf seine Schultern stellt, hat sie dagegen viel Kontrolle über seine Bewegungen.
★ Knien Sie sich aufs Bett und lehnen Sie sich weit zurück. Wenn Sie gelenkig genug sind, können Sie sich ganz zu-

rücklegen und sich im Rücken mit Kissen abstützen. Das Gefühl des Ausgeliefertseins wird dadurch noch stärker.

★ Statt zwischen die Beine können Sie sich neben Ihren Partner setzen oder legen, um durch den veränderten Winkel für Abwechslung zu sorgen.

★ Oralsex im Stehen ist besonders erregend, weil ein Partner hingebungsvoll vor dem anderen kniet. Frauen sollten dabei ein Bein aufstellen oder es über die Schulter des Partners legen, damit er mehr Spielraum hat.

★ Wer eine Frau oral befriedigt, kann ihre Beine auch, anstatt sie nur zu spreizen, nach oben zu ihrer Brust drücken – entweder geschlossen oder weit geöffnet. Eine weitere Möglichkeit ist, dass sie sich über sein Gesicht kniet, während er auf dem Rücken liegt.

★ Die Stellung 69, bei der beide Partner sich gegenseitig oral befriedigen können, ist für manche Paare ebenfalls sehr erregend. Andere finden es dagegen schwierig, sich gleichzeitig auf ihre Empfindungen zu konzentrieren und auf das, was sie tun. Am besten finden Sie durch Ausprobieren heraus, ob Ihnen diese Stellung zusagt.

Wie sie ihn befriedigt

Fellatio – die orale Stimulierung der männlichen Genitalien – wird von den meisten Männern heiß ersehnt. Viele Frauen sind davon weniger begeistert, vor allem, wenn sie befürchten, dass der Penis an den Gaumen stoßen und den Würgereflex auslösen könnte. Außerdem kann es recht anstrengend sein, den Mund längere Zeit so weit geöffnet zu halten, dass ein erigierter Penis hineinpasst. Es ist jedoch gar nicht nötig, den Penis während der gesamten Zeit im Mund zu behalten, und da der Penis in seinem vorderen Teil am empfindlichsten ist, muss er auch keineswegs ganz aufgenommen werden.

Benutzen Sie Ihre Hände

Am einfachsten ist die Fellatio, wenn Sie Ihre Hände zu Hilfe nehmen: Legen Sie eine oder beide Hände um den Penisschaft, während sich Ihr Mund mit der Penisspitze beschäftigt. Durch die Hand am Penisschaft wird verhindert, dass Ihr Partner unversehens zustößt. Dies sollte er bei der Fellatio grundsätzlich nur auf Ihren Wunsch tun, bei großer Erregung kann es aber auch unwillkürlich passieren. Gleichzeitig fühlt sich der gesamte Penis dabei für den Mann eng umschlossen an, auch wenn Sie nur die Eichel in den Mund nehmen.

Männer genießen diese doppelte Stimulation. Sie können den Penis dabei entweder nur festhalten oder für noch mehr Erregung sorgen, indem Sie ihn drücken oder Ihre Hand auf und ab gleiten lassen. Wenn Sie Ihren Partner noch mehr erregen wollen, stimulieren Sie gleichzeitig mit der anderen Hand die Hoden oder das Perineum.

Die besten Techniken

Bei der Fellatio gibt es noch viel mehr Möglichkeiten, als den Penis einfach nur in den Mund zu nehmen – und selbst dies können Sie durch verschiedene Techniken besonders erregend gestalten. Steigern Sie vorher die Erregung Ihres Partners, indem Sie am Penisschaft und an der Eichel lecken oder den Penis mit Küssen bedecken – vor allem an den besonders empfindsamen Stellen:

★ Saugen Sie seitlich am Penisschaft und an seiner Unterseite oder knabbern Sie sanft daran (im Zweifelsfall mit über die Zähne gezogenen Lippen, aber manche Männer spüren auch gern die Zähne – fragen Sie einfach nach).

★ Lassen Sie Ihre Zunge in schnellem Rhythmus über das Frenulum streichen oder folgen Sie mit der Zungenspitze dem Übergang zwischen Eichel und Penis.

★ Befeuchten Sie Ihre Lippen und lassen Sie sie halb geöffnet an der Eichel oder am Penisschaft entlanggleiten.

Alle diese Techniken können Sie auch zwischendurch immer wieder anwenden, um den Penis aus dem Mund zu nehmen und den Kiefer zu entspannen.

Solange der Penis noch nicht sehr hart ist, können Sie auch die Vorhaut über die Eichel nach vorn saugen (helfen Sie notfalls mit den Fingerspitzen nach). Wenn die Vorhaut über die Eichel vorsteht, saugen Sie daran oder drücken Sie sie zwischen Ihren Lippen. Besonders erregend kann es sein, wenn Sie Ihre Zungenspitze das Innere dieser Hautfalte erforschen oder sie sanft zwischen Vorhaut und Eichel gleiten lassen.

Auch wenn der Penis noch weich ist, können Sie ihn schon in den Mund nehmen – manchmal fühlt sich das sogar besonders aufregend an. Zum einen passt dann oft der gesamte Penis in den Mund, zum anderen können Sie spüren, wie er in Ihrem Mund größer und härter wird. Saugen Sie sanft am Penis oder umkreisen Sie ihn mit der Zunge. Sie können auch versuchen, mit dem weichen Penis im Mund zu schlucken. Er wird dabei allerdings nicht lange weich bleiben. Sobald der Penis steif ist, können Sie zu den Haupttechniken der Fellatio übergehen. Halten Sie dabei Ihre Zähne vom Penis fern – am sichersten gelingt dies, indem Sie Ihre Lippen über die Zähne ziehen.

★ Die Grundtechnik: Befeuchten Sie Ihre Lippen, schließen Sie sie um die Eichel und lassen Sie diese in Ihren

Mund hinein- und wieder hinausgleiten. Besonders erregend ist es, wenn Sie dabei mit den Lippen bis über den Eichelkranz streichen. Tun Sie dies aber vor allem zu Anfang nicht jedes Mal, sondern lassen Sie Ihren Partner darauf warten, während Sie nur die Spitze der Eichel stimulieren.

★ Variieren Sie die Grundtechnik, indem Sie Ihren Kopf drehen – entweder zwischen den einzelnen Bewegungen oder während Sie den Penis in Ihren Mund und wieder hinausgleiten lassen. Oder drehen Sie den Kopf ohne Auf- und Abbewegung und spielen Sie dabei mit der Zunge rund um die Eichel und den Eichelkranz.

★ Kreisen Sie mit der Zunge um die Eichel, während Sie sie im Mund halten, drücken Sie sie gegen das Frenulum, während der Penis vor- und zurückgleitet, oder stimulieren Sie die Eichel oder das Frenulum durch Lecken oder kleine Zungenstöße. Lassen Sie Ihre Zunge in schnellem Rhythmus von links nach rechts zucken, während Sie den Kopf gleichzeitig vor und zurück bewegen.

★ Saugen Sie am Penis. Oft entsteht durch die Auf- und Abbewegungen von selbst ein leichtes Vakuum, das Sie aber bewusst noch etwas steigern können.

★ Überschüssiger Speichel ist ideal, um auch den Rest des Penis zu befeuchten, sodass sich beispielsweise die Bewegungen Ihrer Hand noch intensiver anfühlen.

Besonders abwechslungsreich – und noch erregender – ist die Fellatio, wenn Sie auch die Hoden mit einbeziehen. Sanftes Lecken oder Küssen an den Hoden gefällt praktisch jedem Mann. Wenn Ihr Partner weiß, dass er Ihnen vertrauen kann, können Sie auch sanft an der Haut des Hodensacks saugen oder knabbern. Besonders aufregend kann es sein, wenn Sie mit Daumen und Zeigefinger einen Ring am Ansatz des Hodensacks bilden, sodass die Hoden leicht hervortreten. Dann ist es unter Umständen sogar möglich, vorsichtig einen oder beide Hoden in den Mund zu saugen. Fragen Sie Ihren Partner aber vorher lieber, ob er das möchte, damit er auf diese intensive Empfindung vorbereitet ist.

Viele Männer finden es besonders erregend, ihre Partnerin dabei zu beobachten, wie sie sie oral verwöhnt. Sorgen Sie also dafür, dass Ihr Partner zwischendurch immer mal wieder einen Blick auf Ihre Lippen an seinem Penis werfen kann oder suchen Sie Augenkontakt, während Sie ihn weiter stimulieren.

Der Orgasmus

Wenn Sie Ihren Partner oral zum Orgasmus bringen, sollten Sie sich am besten schon vorher darüber im Klaren sein, wo die Ejakulation stattfinden soll: im Mund oder lieber außerhalb davon. Obwohl rein physiologisch nichts dagegen spricht, Sperma im Mund zu haben oder zu schlucken, können sich nicht alle Frauen mit seinem Geschmack oder seiner Konsistenz anfreunden, und kein Mann sollte dies von seiner Partnerin erwarten.

Wenn Sie Ihren Partner oral befriedigen, aber kein Sperma im Mund haben möchten, sollten Sie ihm dies sagen, damit er Sie rechtzeitig warnen kann. Trotzdem empfiehlt es sich, auf die Zeichen für einen nahenden Orgasmus zu achten. Manchmal kann die Erregung so groß sein, dass Ihr Partner ohne böse Absicht Ihre Absprache vergisst oder selbst von einem plötzlichen Orgasmus überrascht wird.

Falls Sie den Penis nicht vorher schon mit einer Hand halten, umfassen Sie ihn kurz vor dem Orgasmus, sodass Sie ihn übergangslos weiter mit der Hand stimulieren können. Wenn Sie bemerken, dass der Orgasmus naht, können Sie Ihren Partner trotzdem weiter oral erregen, indem Sie am Penisschaft lecken oder mit Ihren Lippen am Penis entlangstreifen und insbesondere mit der Zunge am Frenulum spielen.

Wie er sie befriedigt

Nicht wenige Männer widmen sich sehr gern und mit großer Hingabe dem Cunnilingus, der oralen Stimulation der weiblichen Genitalien. Allerdings ist die Begeisterung für Oralsex unter Frauen nicht ganz so weit verbreitet wie unter Männern. Dies liegt unter anderem daran, dass insbesondere die Klitorisspitze oft zu sensibel für diese intensive Stimulation ist. Auch das Verhältnis zur eigenen Sexualität kann sich darauf auswirken, wie sehr eine Frau den Cunnilingus genießt. Deshalb empfiehlt es sich, dabei grundsätzlich einfühlsam vorzugehen.

Eine wichtige Voraussetzung für genussvollen Cunnilingus ist für Männer eine gründliche Gesichtsrasur. Langes Barthaar ist allerdings ein geringeres Hindernis als pieksende Bartstoppeln, vor allem, wenn es weich und gut gepflegt ist.

Sie können Ihre Partnerin oral durch Küssen, Lecken, Saugen und sogar durch sanfte Bisse stimulieren. An der Klitorisspitze genügt manchmal schon leichtes Pusten, um für Erregung zu sorgen. Pusten Sie jedoch niemals in die Vagina, da dies ernste gesundheitliche Beschwerden verursachen kann!

Die besten Techniken

Die meisten Frauen bevorzugen es beim Oralsex, wenn sie nicht sofort an den Genitalien stimuliert, sondern zunächst auch an anderen Körperstellen mit Küssen verwöhnt werden. Am besten steigern Sie die Spannung, indem Sie sich langsam an den Intimbereich herantasten. Beziehen Sie dabei insbesondere die Innenseiten der Oberschenkel und den Bauch mit ein.

Nehmen Sie Ihre Hände zu Hilfe, um, falls nötig, das Schamhaar beiseitezustreichen und die Schamlippen zu öffnen. Wenden Sie sich niemals ausschließlich und am besten auch nicht sofort der Klitorisspitze zu, sondern stimulieren Sie die gesamte Vulva. Dies sind die besten Techniken:

★ Lecken Sie mit flacher Zunge und wechselndem Druck über die noch geschlossenen äußeren Schamlippen.
★ Spitzen Sie die Zunge und folgen Sie mit ihr dem Spalt zwischen den äußeren Schamlippen. Wenn Sie die Schamlippen öffnen, können Sie auf dieselbe Weise links und rechts zwischen den äußeren und inneren Schamlippen sowie zwischen den inneren Schamlippen entlangstreichen. Lassen Sie Ihre Zunge dabei sowohl aufwärts wie auch abwärts wandern.
★ Streichen Sie mit der Zunge in schnellem Rhythmus von links nach rechts über die Schamlippen oder die Klitoris.
★ Küssen Sie die Schamlippen, den Venushügel und die Klitoris oder streichen Sie mit angefeuchteten Lippen darüber.
★ Beißen Sie sanft in den Venushügel und die äußeren Schamlippen.
★ Nehmen Sie die einzelnen Schamlippen zwischen Ihre Lippen, drücken Sie sie, saugen Sie an ihnen oder strei-

chen Sie daran entlang. Je nachdem, wie empfindlich Ihre Partnerin ist, können Sie auch sanft daran knabbern. Achten Sie darauf, ob bestimmte Stellen besonders erregbar sind.

★ Lassen Sie Ihre Zungenspitze in einer Spirale um die Klitorisspitze kreisen, die immer enger wird, bis Sie an der Spitze selbst angelangt sind. Lecken Sie in geraden Linien vor und zurück oder von links nach rechts über die Klitorisspitze.

★ Drücken Sie Ihre Zunge zwischen die Schamlippen oder auf die Klitoris und lassen Sie sie dort vibrieren.

★ Legen Sie Ihre Lippen um die Klitoris und saugen Sie sanft daran oder ziehen Sie leicht mit den Lippen an der Klitoris.

★ Falls die Klitoris nicht zu empfindlich ist, lecken Sie vom Scheideneingang bis zur Klitorisspitze, sodass Ihre Zunge die Vorhaut der Klitoris zurückschiebt. Um die Klitorisspitze direkt zu stimulieren, ziehen Sie mit den Fingerspitzen die Vorhaut zurück (in Richtung Venushügel) oder bitten Sie Ihre Partnerin, dies für Sie zu tun.

★ Auch die Vagina kann mit der Zunge stimuliert werden, allerdings natürlich nur ihre äußeren Bereiche. Sie können Ihre Zunge rhythmisch in die Vagina tauchen. Noch erregender ist es meist, wenn Sie mit der Zungenspitze ringsum die Wände der Vagina erkunden. Drehen Sie dabei den Kopf, um verschiedene Berührungen zu ermöglichen. Sie können Ihre Zunge auch seitlich hin und her schnellen oder in der Vagina kreisen lassen.

★ Sie können die Vagina zusätzlich manuell stimulieren, indem Sie einen oder mehrere Finger einführen. Viele Frauen kommen dadurch noch schneller zum Orgasmus.

★ Manche Frauen finden es erregend, wenn Ihr Partner beim Cunnilingus summt, da dies für Vibrationen sorgt.

★ Während Sie die Klitorisspitze mit der Zunge verwöhnen, können Sie Ihr Kinn gegen den Scheideneingang drücken, um diesen Bereich ebenfalls zu stimulieren.

★ Wenn Ihre Partnerin sich dem Orgasmus nähert, empfiehlt es sich, die Art der Stimulation nicht mehr zu wechseln, sondern sie im gleichen Rhythmus beizubehalten oder eventuell noch zu verstärken.

Stellungen

Das Einnehmen verschiedener Stellungen sorgt beim Sex für Abwechslung und macht das Liebesspiel genussvoller für beide Partner. Je nach Körperbau und vor allem je nach Größe und Form von Vagina und Penis intensivieren bestimmte Stellungen die Empfindungen beim Sex. Außerdem sorgen manche Positionen dafür, dass beide Partner zuverlässiger und sogar schneller zum Orgasmus kommen.

In diesem Kapitel finden Sie eine Auswahl besonders erregender und befriedigender Stellungen. Sie sind in die Abschnitte »Für sie«, »Für ihn« und »Für Fortgeschrittene« unterteilt, um Ihnen die Auswahl zu erleichtern. Aber natürlich sind die Stellungen in den ersten beiden Abschnitten durchaus auch für den jeweils anderen Partner interessant.

Die größten Sammlungen von Liebespositionen finden sich in den altindischen Schriften des Kamasutra und der Tantra-Lehre, die teils Hunderte verschiedener Stellungen aufführen. Ihnen entstammen oft auch deren poetische Bezeichnungen. Sie sollten jedoch wissen, dass sich diese Vielzahl von Positionen oft nur in kleinen Details unterscheidet. Die nachfolgende Auswahl beschränkt sich daher auf die wichtigsten und interessantesten Stellungen.

Probieren Sie die verschiedenen Stellungen am besten nach und nach aus. Mehr als zwei oder drei verschiedene Positionen pro Liebesakt sind schwer durchzuhalten, und der Genuss ist wesentlich größer, wenn Sie die Stellungen ausgiebig testen. Manchmal stellt sich sogar erst nach einer Weile ihre spezielle Wirkung ein.

Die verschiedenen Körperhaltungen ermöglichen es Ihnen, Ihren Partner und auch Ihren eigenen Körper auf unterschiedliche Weise wahrzunehmen. Oft ändert sich durch den Wechsel der Stellung vor allem der Penetrationswinkel, wodurch jeweils verschiedene Bereiche von Vagina und Penis unterschiedlich stark stimuliert werden. In anderen Fällen wird durch die Stellung eine besonders tiefe Penetration möglich, was viele Männern wie auch Frauen als sehr lustvoll empfinden, oder die Vagina schließt sich durch die Körperspannung enger um den Penis.

Neben dem Einnehmen einer bestimmten Haltung selbst spielt es bei vielen Stellungen außerdem eine Rolle, wie die Bewegungen durchgeführt werden. Sie sollten daher immer experimentieren: Wechseln Sie zwischen tiefen und flachen Stößen, verschiedenen Geschwindigkeiten und Stoßrichtungen, lassen Sie Ihre Becken mit- und gegeneinander kreisen und berühren und küssen Sie sich währenddessen ausgiebig, wenn Ihnen der Sinn danach steht.

Für sie

Die Stellungen in diesem Abschnitt werden vor allem von Frauen als sehr lustvoll empfunden. Sie zeichnen sich zum Teil dadurch aus, dass sie viel Intimität und Zärtlichkeit zulassen, in anderen Fällen ermöglichen sie es der Frau, sich vom Partner rundum verwöhnen zu lassen oder jede seiner

Bewegungen in die richtige Richtung zu lenken. Gemeinsam ist diesen Stellungen, dass sie besonders intensiv die Klitoris oder den G-Punkt stimulieren und damit ideale Voraussetzungen für einen befriedigenden Orgasmus bieten.

Die Missionarsstellung (ohne Abbildung)

Die klassische und von vielen Paaren bevorzugte Stellung ermöglicht viel Intimität und romantische Blicke und Küsse, da die Partner einander zugewandt sind. Durch die richtige Haltung kommt sie dabei auch leicht zum Orgasmus.

Er liegt oben, zwischen ihren gespreizten Beinen, stützt sich auf seinen Händen oder Ellbogen ab und dringt in sie ein. Damit die Klitoris besser stimuliert wird, streckt sie dann ebenfalls ihre Beine und drückt sie eng zusammen. Wenn er sich mit gestreckten Armen aufstützt und seinen Rücken durchdrückt, erreicht er zusätzlich besser den G-Punkt.

Umgekehrte Missionarsstellung

Mit vertauschten Rollen kann sie die Penetration noch besser steuern und dabei genießen, dass sie die aktive Rolle spielt.

Sie liegt oben, beide Partner strecken die Beine. Nachdem sie seinen Penis aufgenommen hat, presst sie ihre Beine zusammen, um mehr Druck auf ihre Klitoris auszuüben. Ihre Bewegungen kommen vor allem aus der Hüfte, zusätzlich kann sie mit ihrem ganzen Körper auf ihm auf und ab gleiten.

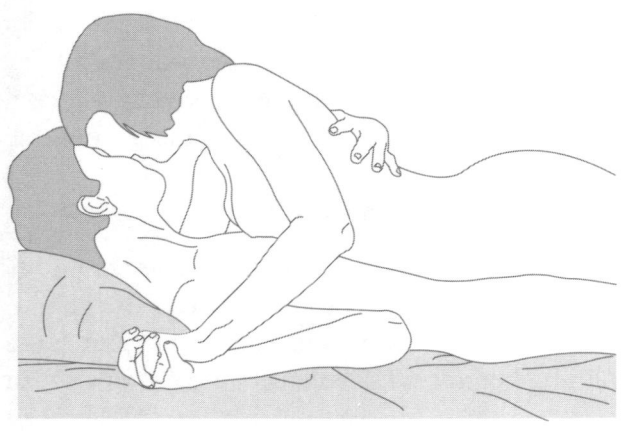

Die Presse

Diese Stellung erlaubt ein tiefes Eindringen, bei dem sie die Kontrolle über seine Bewegungen behält.

Sie liegt auf dem Rücken, er eng umschlungen auf ihr. Nachdem er eingedrungen ist, zieht sie ihre Beine an und legt sie um seinen Rücken, sodass sie ihn an sich drücken und den Spielraum für seine Bewegungen vorgeben kann.

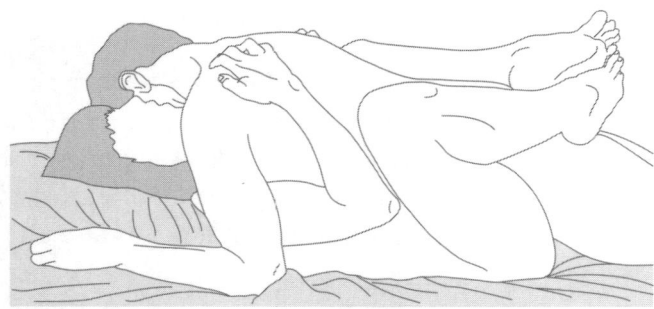

Das Erwachen

Auch bei dieser Stellung kann er tief eindringen, während sie seine Bewegungen steuert. Durch den Penetrationswinkel werden sowohl G-Punkt als auch Klitoris intensiv stimuliert.

Sie liegt auf dem Rücken, er liegt zwischen ihren Beinen und stützt sich auf seine Hände. Sie winkelt ihre Beine neben seinem Körper an und öffnet sie so weit wie möglich. Mit ihren Händen an seinem Po oder seiner Taille kontrolliert sie Rhythmus, Richtung und Tiefe seiner Stöße.

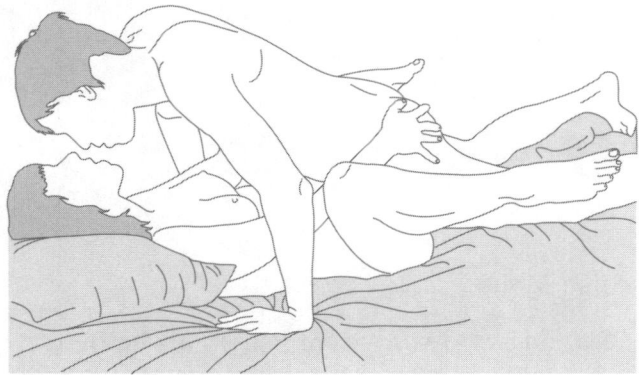

Umschlungener Beckentanz

Bei dieser Stellung hat er die Hände frei, um ihren Körper zu streicheln oder noch enger an sich zu ziehen. Gleichzeitig wird die Klitoris allein schon durch die Stellung stark stimuliert.

Er kniet mit leicht geöffneten Schenkeln auf dem Bett. Sie liegt vor ihm auf dem Rücken, mit dem Po auf seinen Oberschenkeln, und schlingt ihre Beine um seinen Rücken. Dabei hat sie noch mehr Bewegungsmöglichkeiten, wenn sie sich mit den Armen hinter ihrem Kopf beispielsweise an einer Wand abstützt.

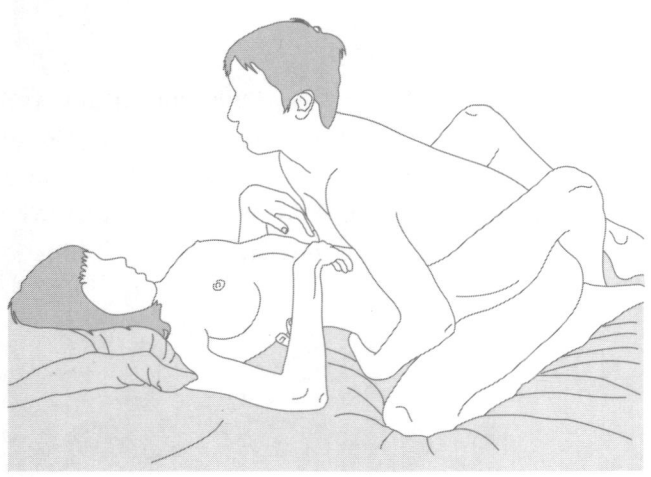

Sonne und Mond

Diese Stellung wird von vielen Paaren als besonders sinnlich und gleichberechtigt empfunden. Sie erlaubt kaum heftige Bewegungen, schenkt dafür aber viel Verbundenheit und Nähe.

Er sitzt im Schneidersitz, sie lässt sich ihm zugewandt auf seinen Schoß gleiten und schlingt die Beine um seine Hüften. Beide umarmen sich, um möglichst viel Körperkontakt herzustellen. Zusätzlich zu ihren Bewegungen spannen beide rhythmisch ihre Beckenbodenmuskeln an, um sich noch stärker in Erregung zu versetzen.

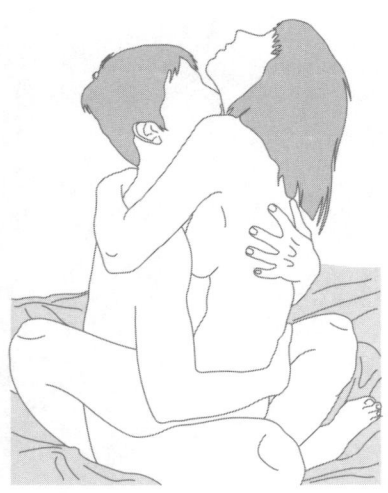

Die Tigerstellung

Stellungen, bei denen er von hinten eindringt, werden vor allem von Männern geliebt. Mit der richtigen Technik sind sie auch für Frauen sehr erregend, weil der G-Punkt dabei intensiv stimuliert wird.

Sie lässt sich auf Knien und Ellbogen auf dem Bett nieder. Er kniet aufrecht zwischen ihren geöffneten Beinen hinter ihr und dringt in sie ein. Während er in dieser Haltung die Hände frei hat, um ihre Klitoris oder ihre Brüste zu stimulieren, kann sie den Penetrationswinkel variieren, indem sie ihren Oberkörper hebt oder senkt.

Diese Stellung bietet viele Variationsmöglichkeiten für Sie und ihn.

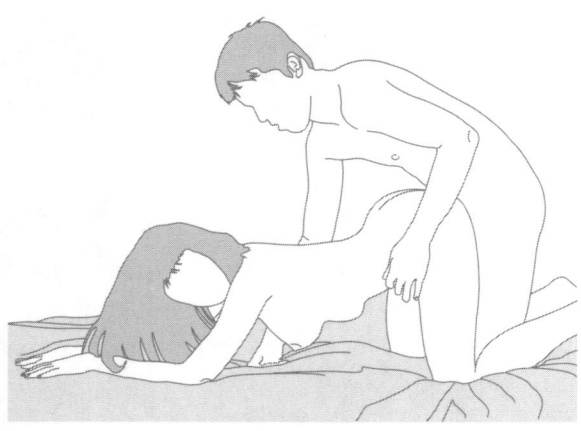

Offene Elefantenstellung

Auch bei dieser Stellung kann er die Klitoris oder die Brüste streicheln. Diesmal hat sie jedoch ebenfalls eine Hand frei, um ihn dabei zu führen oder sich selbst zu stimulieren.

Beide Partner liegen auf der Seite, er schmiegt sich an ihren Rücken. Nachdem er eingedrungen ist, stellt sie ihr oberes Bein auf. Dies verengt die Vagina und führt dazu, dass G-Punkt und Klitoris noch stärker stimuliert werden.

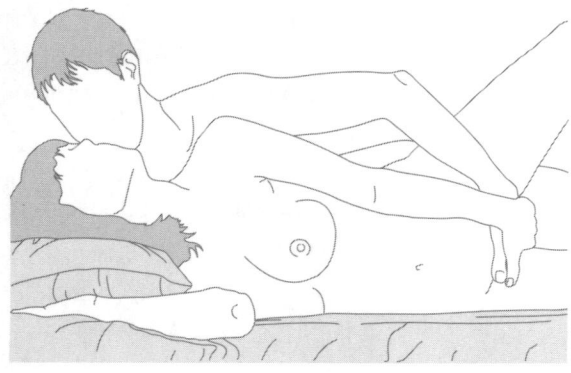

Die Umschlingung

Diese Stellung erlaubt es ihr, sich ganz von ihm verwöhnen zu lassen – und dass er dabei vor ihr kniet, verleiht ihr einen besonderen Reiz.

Sie sitzt bequem zurückgelehnt auf einem tiefen Sessel, er kniet (am besten auf einem Kissen) zwischen ihren weit geöffneten Beinen. Nachdem er eingedrungen ist, schlingt sie die Beine um seinen Rücken. Er umfasst ihre Hüften, um seine Bewegungen besser zu steuern, oder stimuliert mit den Händen zusätzlich Brüste und Klitoris.

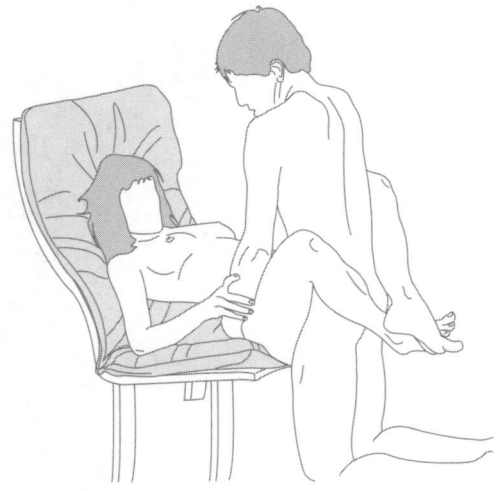

Für ihn

Die folgenden Stellungen werden von den meisten Männern als zutiefst befriedigend empfunden. Manche von ihnen ermöglichen es, anstelle des aktiven Parts eine mehr oder weniger passive Rolle einzunehmen und sich einfach nur verwöhnen zu lassen. Andere dagegen geben erregend viel Kontrolle über den Körper der Frau, und auch der von Männern hoch geschätzte optische Genuss kommt dabei nicht zu kurz.

Die Pressstellung

Bei dieser Stellung kann er tief eindringen und das Gefühl genießen, dass sie sich ihm ganz hingibt.

Sie liegt auf dem Rücken und zieht ihre Knie an die Brust, er kniet mit gespreizten Beinen vor ihr. Nachdem er eingedrungen ist, presst sie ihre Füße gegen seine Brust. Durch diesen Druck und durch Veränderungen des Penetrationswinkels können beide die Enge der Vagina variieren.

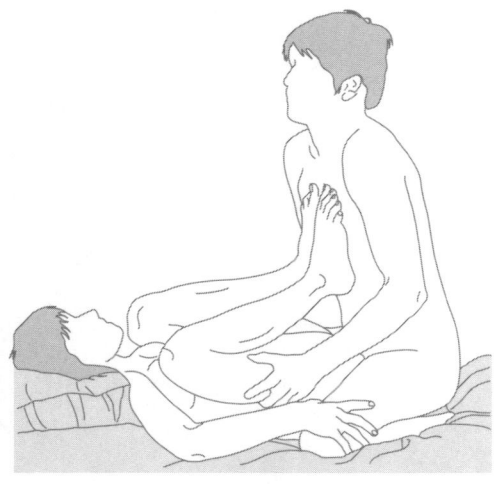

Die Hebelstellung

Auch in dieser Stellung kann er tief eindringen. Zusätzlich hat er dabei fast allein die Kontrolle über den Penetrationswinkel und ihre Bewegungen.

Wie in der Pressstellung liegt sie auf dem Rücken, während er mit gespreizten Beinen vor ihr kniet. Nachdem er eingedrungen ist, streckt sie ihre geschlossenen Beine in die Höhe. Er umfasst ihre Knöchel, sodass er ihre Beine nach Belieben wegdrücken, zu den Seiten neigen oder an sich ziehen kann.

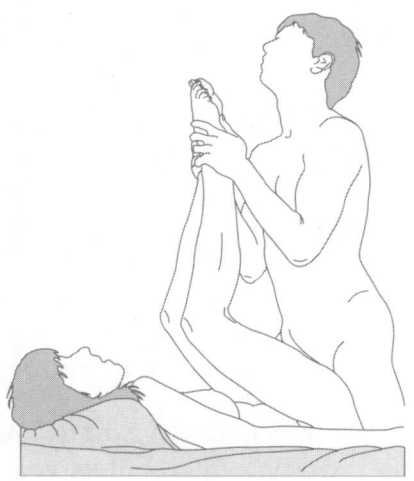

Der Beckenstoß

In dieser Stellung verengt sich die Vagina, während sie gleichzeitig ein tiefes Eindringen erlaubt. Außerdem bietet sie einen reizvollen Blick auf den Körper der Partnerin.

Sie liegt auf dem Rücken und winkelt ihre gespreizten Beine an, sodass sie Becken und Rücken emporstemmen kann. Er kniet aufgerichtet zwischen ihren Beinen und umfasst ihre Hüften, um sie noch enger an sich zu ziehen. Sie kann sich zusätzlich mit ihren Händen im Kreuz abstützen oder sich an seinen Oberschenkeln festhalten. Neben tiefen Stößen erlaubt die Stellung auch abwechslungsreiche kreisende Beckenbewegungen.

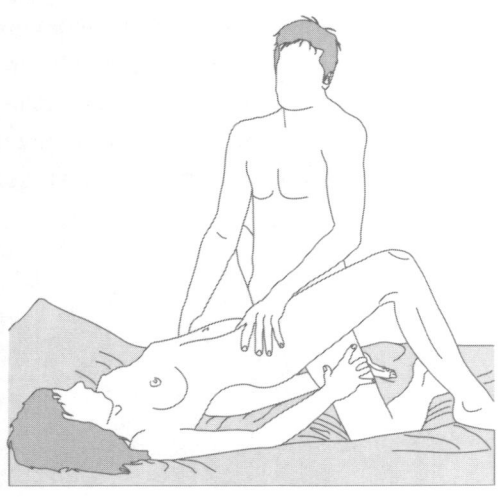

Die Reiterin

Diese Stellung erlaubt es ihm, sich ganz dem Genießen hinzugeben, da die Bewegungen vor allem von ihr ausgehen.
Wenn er möchte, kann er aber jederzeit aktiv werden.

Er liegt bequem mit ausgestreckten Beinen auf dem Rücken. Sie kniet sich ihm zugewandt über ihn und nimmt den
Penis in sich auf. Dann spannt sie ihre Beckenbodenmuskeln immer wieder kräftig an. Gleichzeitig kann sie sich auf
dem Penis auf und ab bewegen oder mit ihren Händen seine Brustwarzen oder seine Hoden stimulieren. Wenn sie ihren Oberkörper vor- oder zurückbeugt, verändert sich außerdem der Penetrationswinkel. (Zeichnung s. S. 89)

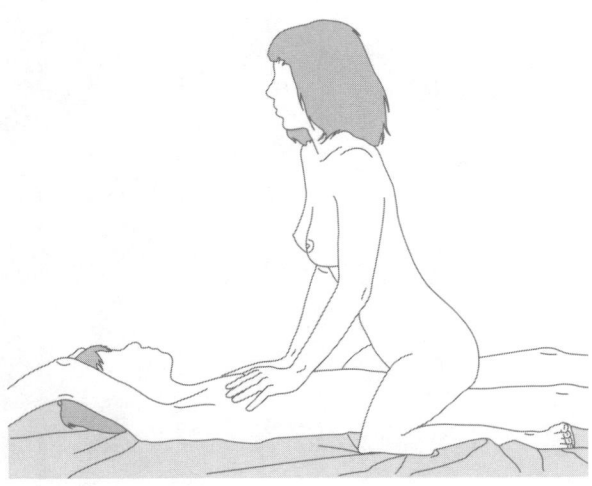

Die Krabbenstellung

Wie »Die Reiterin« erlaubt auch diese Stellung dem Mann, zur Abwechslung passiv zu bleiben.

Dabei liegt er wieder auf dem Rücken, und sie kniet sich über ihn, diesmal allerdings mit Blick zu seinen Füßen. Nachdem sie den Penis eingeführt hat, stützt sie sich mit ihren Händen auf oder stimuliert zusätzlich seine Hoden oder das Perineum. Wenn er seine Beine aufstellt, kann sie auch seinen Anus erreichen. Auch in dieser Stellung sollte sie sich nicht nur auf und ab bewegen, sondern gezielt ihre Beckenbodenmuskeln anspannen und durch Vor- oder Zurücklehnen den Penetrationswinkel variieren.

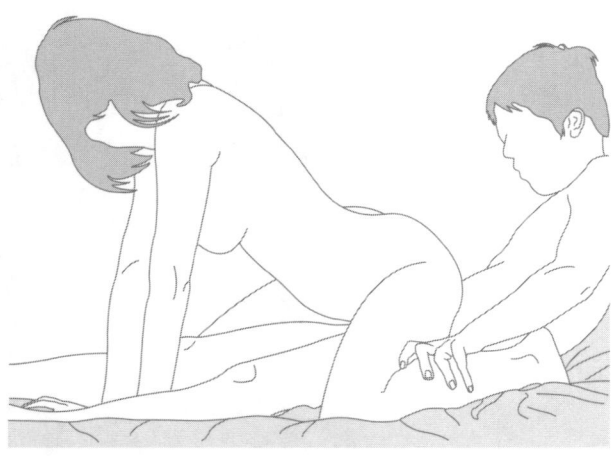

Die Hockstellung (ohne Abbildung)

Auch hier kann er sich verwöhnen lassen, während sie die Initiative übernimmt. Die Stellung verengt die Vagina und ermöglicht sowohl schnelle als auch tiefe Stoßbewegungen.

Er liegt mit locker ausgestreckten Beinen auf dem Rücken. Sie geht mit Blick zu ihm über seinem Becken in die Hocke, sodass ihre Beine neben seinen Hüften stehen, und führt seinen Penis in sich ein. Während sie sich auf dem Penis auf und ab bewegt, kann sie ihre Beine im Wechsel öffnen und schließen, sich weit nach vorne beugen oder hoch aufrichten. Außerdem kann sie ihr Becken in großen Kreisen oder in Form einer liegenden Acht kreisen lassen oder es aus der Hüfte im Wechsel nach links und rechts drehen.

Die Schaukel

Diese Stellung erfordert etwas mehr Körpereinsatz und erlaubt es ihm, sich von seiner starken Seite zu zeigen. Trotzdem kann er sich dabei ganz ihren Bewegungen überlassen.

Er kniet sich mit geschlossenen Beinen auf das Bett, lehnt sich zurück und stützt sich mit seinen Armen ab. Sie geht über seinem Becken in die Hocke und nimmt seinen Penis in sich auf. Dabei sollte ihr Gewicht vor allem auf ihren Beinen ruhen. So hat sie viel Bewegungsfreiheit und kann mit dem Becken auf vielerlei Weise stoßen und kreisen. Zur Abwechslung kann sie es außerdem gut nach links und rechts kippen.

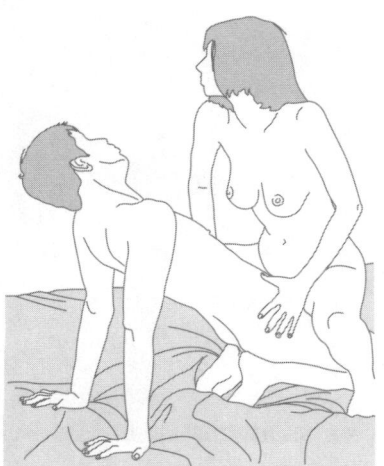

Die Katzenstellung

Bei dieser Stellung dringt er von hinten ein und hat die Hände frei, um ihren ganzen Körper zu berühren. Da es ihr nicht möglich ist, nach vorn auszuweichen, kann er das Gefühl genießen, dass sie ihm ganz ausgeliefert ist.

Sie kniet für diese Stellung aufrecht vor einem Sessel, oder einem anderen Möbelstück, an dem sie sich abstützen kann. Er kniet hinter ihr. Nachdem er eingedrungen ist, schließt sie eng ihre Beine, die zwischen seinen liegen. Je nachdem, wie weit sie sich vorbeugt oder aufrichtet, ändern sich der Penetrationswinkel und die Spannung in der Vagina.

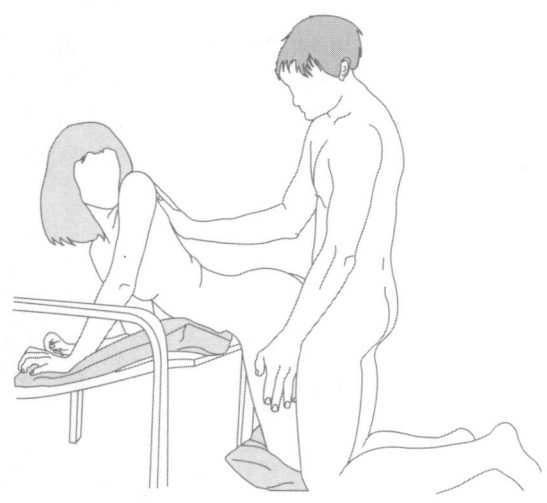

Die Schoßstellung

Diese Stellung entsteht aus dem klassischen Lapdance, wenn er konsequent fortgesetzt wird. Wenn sie einen weiten Rock trägt, eignet sich diese Position gut für einen heimlichen Quickie an womöglich nicht ungestörten Orten.

Er sitzt bequem auf einem Sessel oder Stuhl und legt den Oberkörper weit zurück. Sie setzt sich mit dem Rücken zu ihm auf seinen Schoß und führt den Penis in sich ein. Indem sie sich vor- und zurücklehnt, ändert sie den Penetrationswinkel, durch Öffnen oder Schließen ihrer Beine verändert sich die Enge ihrer Vagina. Zusätzlich kann sie mit ihren Händen seine Hoden stimulieren.

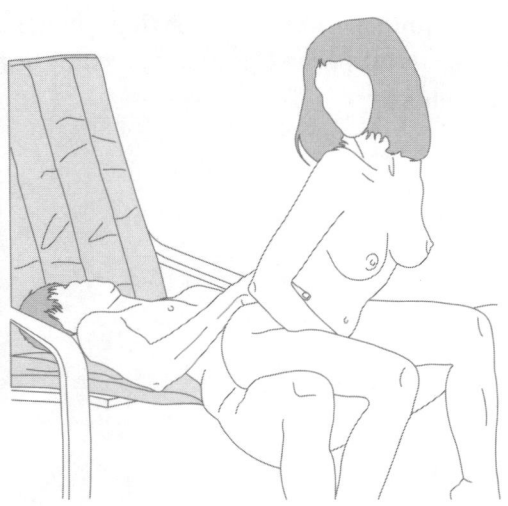

Für Fortgeschrittene

Die Stellungen in diesem Abschnitt erfordern zum Teil mehr Körperkontrolle oder Beweglichkeit als die vorangegangenen Positionen. Allerdings sind sie nicht nur aus diesem Grund für Fortgeschrittene, sondern auch, weil sie ihre erregende Wirkung vor allem dann entfalten, wenn beide Partner über eine tiefere Empfindungsfähigkeit verfügen und ihre eigenen und gegenseitigen Vorlieben und Bedürfnisse gut kennen. Daher wird der Sex mit ihrer Hilfe zum einen noch abwechslungsreicher, zum anderen aber auch noch intensiver und erfüllender.

Inneres Erwachen

Bei dieser Stellung kann er tief eindringen, während gleichzeitig ihre Klitoris intensiv stimuliert wird.

Sie liegt auf dem Rücken und zieht ihre Beine zur Brust. Er stützt seine Arme neben ihrem Körper ab, sodass ihre Beine über seinen Schultern oder seinen Armen liegen. Die Stellung eignet sich gut für eine Mischung aus tiefen, langsamen und schnellen, flachen Stößen.

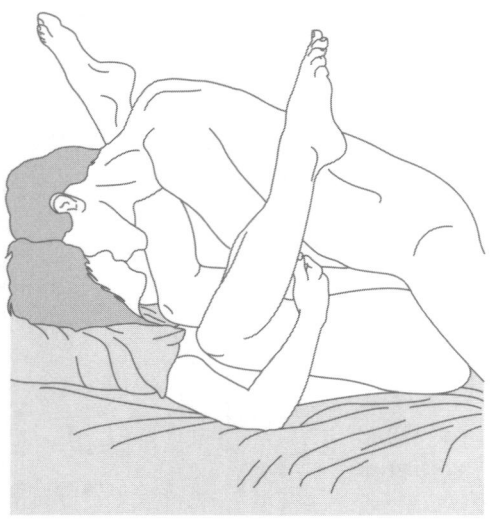

Den Bambus spalten

Bei dieser Stellung bewegt sie nicht ihr Becken, sondern ihre Beine: Durch Heben und Senken der Beine ziehen sich ihre Scheidenmuskeln immer wieder zusammen und massieren den Penis.

Sie liegt auf dem Rücken und zieht die Beine an, damit er eindringen kann. Er kniet mit gespreizten Beinen dicht vor ihr. Dann streckt sie im Wechsel jeweils ein Bein seitlich von ihm aus, während sie das andere auf seine Schulter legt. Stoßbewegungen sind bei dieser Technik an sich nicht nötig, da die Erregung allein schon durch ihre Beinbewegungen gesteigert wird.

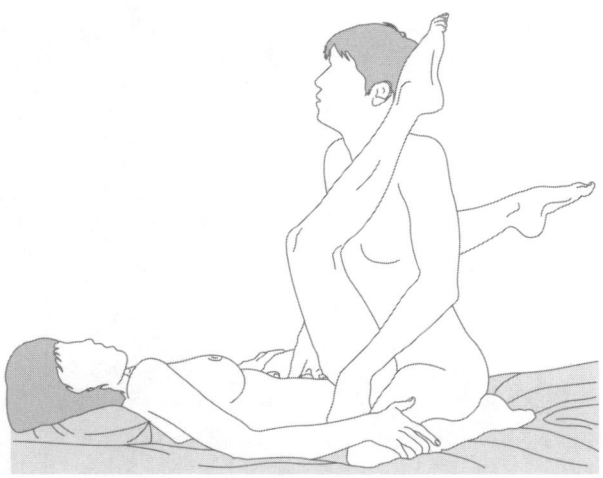

Von Seite zu Seite

Diese Stellung ähnelt der vorhergegangenen, da hier ebenfalls an die Stelle von Stoßbewegungen die Beinbewegungen der Frau treten. Dabei wird auch der G-Punkt intensiv
stimuliert.

Die Frau liegt auf dem Rücken und zieht die Beine an. Er
kniet mit gespreizten Beinen dicht vor ihr. Nachdem er eingedrungen ist, streckt sie beide Beine seitlich von ihm aus.
Dann hebt sie ihre Beine eng geschlossen immer wieder
von einer Seite seines Körpers zur anderen und wieder zurück, wobei ihre Füße einen hohen Bogen beschreiben. Er
kann dabei auch ihre Knöchel umfassen und ihre Bewegungen führen und unterstützen.

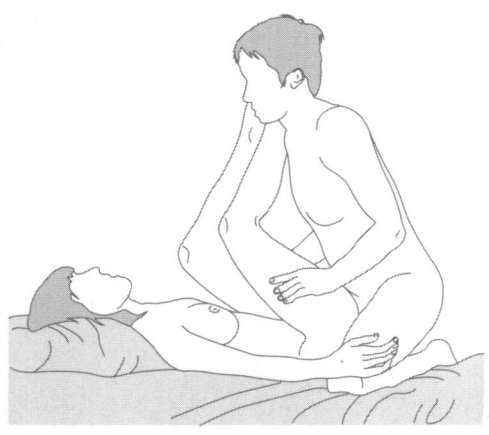

Seitliches Klappmesser

Diese Stellung bietet einen ungewöhnlichen Penetrationswinkel, der oft als sehr erregend empfunden wird. Sie liegt
auf der Seite und winkelt das oben liegende Bein an. Er kniet
sich über ihr unteres, gestrecktes Bein und dringt in sie ein.
Ihr oberes Bein liegt dabei auf seinem Oberschenkel oder
schlingt sich um seine Taille. Dabei hat er die Hände frei, um
zusätzlich ihre Klitoris oder ihre Brüste zu stimulieren.

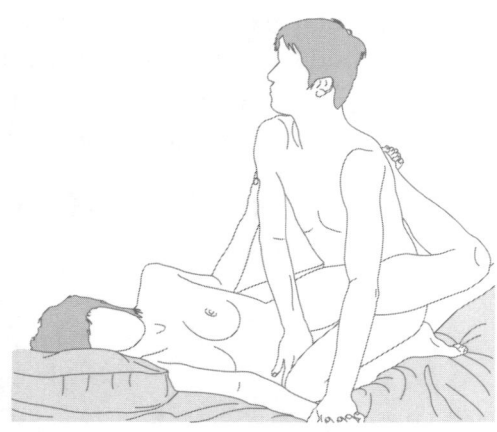

Die Schere

Auch diese Stellung bietet einen ungewöhnlichen Penetrationswinkel, gleichzeitig wird dabei die Klitoris intensiv stimuliert.

Sie liegt auf dem Rücken und zieht die Knie zur Brust. Er legt sich im 90-Grad-Winkel zu ihr auf seine rechte Seite und dringt in sie ein. Nun streckt sie ihr rechtes Bein zwischen seinen Beinen aus. Er umschlingt mit seinem oberen, linken Bein ihr Becken und sie legt ihr linkes, immer noch angewinkeltes Bein über seine Hüfte. Natürlich kann die Stellung auch anders herum eingenommen werden.

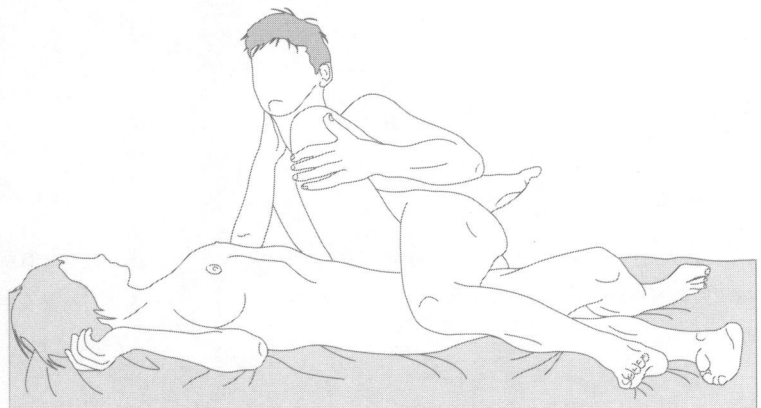

Der Kletterefeu

Diese Stellung erlaubt ein tiefes Eindringen und interessante Penetrationswinkel. Sie liegt auf dem Rücken, er kniet zwischen ihren geöffneten Beinen. Nachdem er eingedrungen ist, hebt sie ihre Beine und schlingt sie um seinen Hals. Er umfasst ihre Taille, um sie noch enger an sich zu ziehen. Nun kann er sich im Knien aufrichten, sodass auch ihr Po und ihr unterer Rücken hochgehoben werden. Dadurch wird die Penetration noch intensiver.

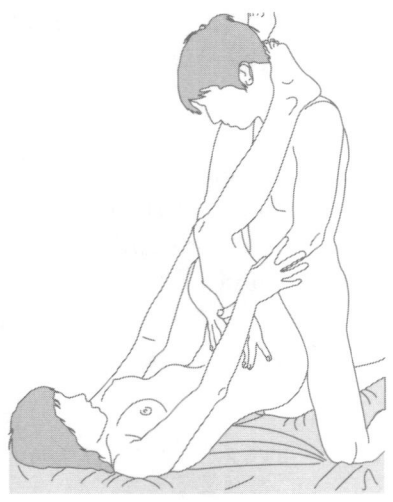

Die Auster

Bei dieser Stellung sitzen die Partner sich gegenüber, dennoch hat vor allem der Mann die Kontrolle über die Bewegung.

Er setzt sich mit geöffneten, leicht angewinkelten Beinen aufs Bett. Sie lässt sich auf seinen Schoß gleiten, wobei sie ihre Beine über seine Arme legt und er sie mit seinen Händen unter Po und Taille stützt, und nimmt seinen Penis in sich auf. Dann lehnt sie sich zurück und stützt sich mit gestreckten Armen ab. Nun kann er die Bewegungen ihres Beckens steuern und es vor und zurück oder von Seite zu Seite schieben.

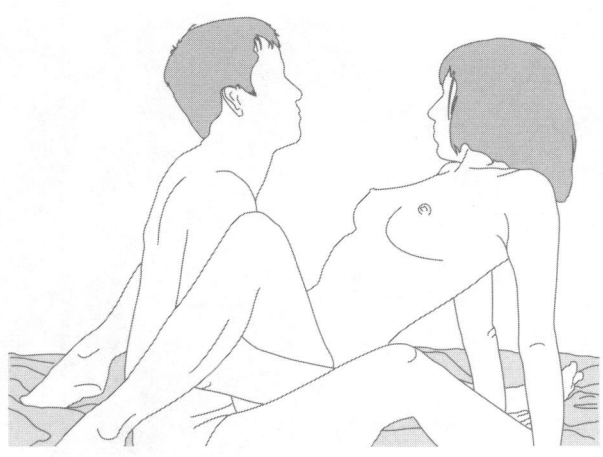

Umgekehrte Nackenklammer

Diese Stellung schränkt die Beweglichkeit beider Partner ein bisschen ein, sodass ihre Aufmerksamkeit stärker auf ihre Empfindungen gelenkt wird.

Er sitzt mit geöffneten, leicht angewinkelten Beinen aufrecht da. Sie setzt sich zwischen seine Beine und lässt sich mit dem Rücken aufs Bett sinken. Nachdem er eingedrungen ist, schlingt sie ihre Beine um seinen Nacken und verschränkt sie dort, während er ihre Taille umfasst, um sie enger an sich zu ziehen. In dieser Stellung kann er außerdem gut mit seinen Händen ihre Brüste und ihre Klitoris erreichen.

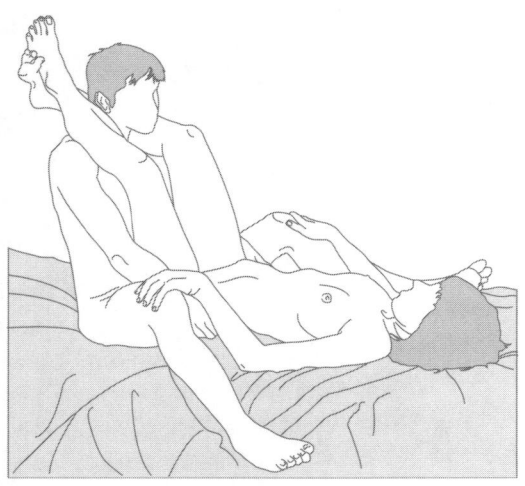

Umgekehrte Presse (ohne Abbildung)

In dieser Stellung ist die Vagina weit geöffnet und lädt zu tiefen Stößen ein. Sie kniet mit geschlossenen Beinen auf dem Bett und beugt sich ganz nach vorn, bis ihr Kopf auf dem Laken liegt. Er kniet sich aufrecht hinter sie und dringt ein. Dann beugt er sich ebenfalls nach vorn über sie und stützt sich mit seinen Armen neben ihrem Körper auf. Dabei kann er auch mit einer Hand ihre Brüste stimulieren.

Die Schwalbe

In dieser Stellung kann er ihren Po und ihre Brüste ausgiebig streicheln.

Er sitzt mit leicht geöffneten Beinen auf dem Bett. Sie kniet sich mit dem Rücken zu ihm über seine Beine und nimmt seinen Penis in sich auf. Dann beugt sie sich weit nach vorn, bis ihr Bauch auf oder zwischen seinen Schenkeln liegt, und stützt sich mit ihren Unterarmen oder Händen ab. Gleichzeitig spreizt sie ihre Beine weit nach hinten, sodass sie seinen Rücken umschlingen. Er umfasst ihre Hüfte und zieht ihr Becken eng an sich.

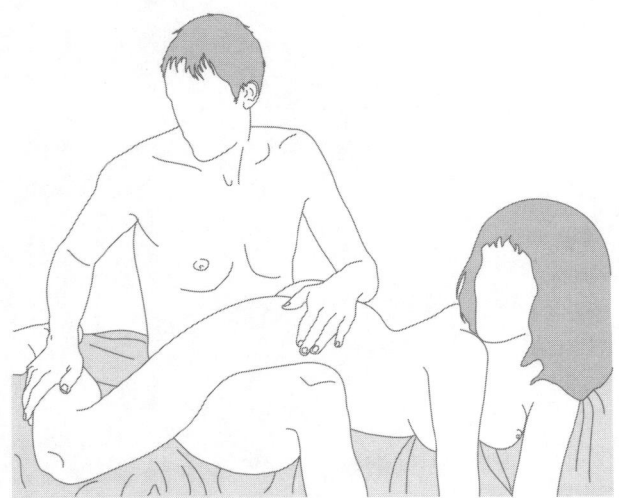

Die Tango-Stellung

Diese Stellung im Stehen erfordert einen guten Gleichgewichtssinn und gelingt am besten bei nahezu gleich großen Partnern. Sie fällt leichter, wenn sich ein Partner an eine Wand lehnen kann, oder wenn beide im Türrahmen stehen, wo mit ausgestreckten Armen sicherer Halt zu finden ist.

Beide Partner stehen einander zugewandt dicht voreinander. Sie schlingt die Arme um seinen Hals und legt ein Bein um seine Hüfte. Nachdem er eingedrungen ist, zieht er ihren Körper dicht an sich und umfasst mit einer Hand ihren hochgehobenen Oberschenkel, um ihre Beckenbewegungen zu unterstützen.

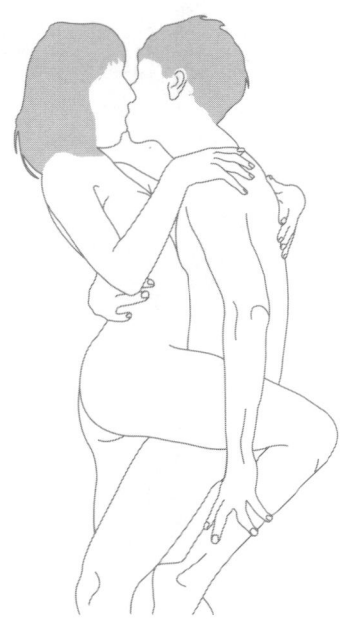

Die Kuh-Stellung

Diese Stellung erfolgt zwar ebenfalls im Stehen, aber sie ist deutlich einfacher als die Tango-Stellung und gelingt auch, wenn die Partner unterschiedlich groß sind. Dabei ermöglicht sie eine tiefe Penetration und kräftige Stoßbewegungen.

Beide Partner stehen aufrecht, sie wendet ihm ihren Rücken zu. Dann beugt sie sich nach vorne, sodass ihr Rücken mindestens waagerecht, besser aber noch tiefer gebeugt ist, und stützt sich auf einem Hocker, dem Bett oder dem Boden ab. Er dringt von hinten in sie ein und umfasst ihre Hüften, um sie eng an sich ziehen zu können.

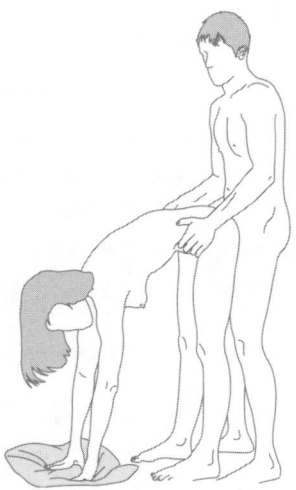

Der ultimative Höhepunkt

Der Orgasmus ist der Höhepunkt beim Sex, und die meisten Menschen fühlen sich erst dann wirklich befriedigt, wenn er sich eingestellt hat. Sex kann zwar auch ohne Orgasmus schön sein, aber besser ist er mit Orgasmus.

Allerdings ist es gar nicht immer so einfach, zum Orgasmus zu kommen. Da er von vielen Faktoren abhängig ist, kann er leicht gestört oder verhindert werden. Besonders bei Frauen bleibt der Orgasmus manchmal trotz genussvollem Sex aus. Bei Männern äußern sich Orgasmusstörungen dagegen häufiger dadurch, dass die Ejakulation früher eintritt als erwünscht und der Orgasmus dadurch nicht so intensiv und erfüllend erlebt wird.

Manchmal haben solche Orgasmusstörungen körperliche Ursachen. Sie können auch durch die Einnahme bestimmter Medikamente oder durch Alkoholkonsum entstehen.

Weitaus häufiger kommt es aber dazu, weil der Betroffene selbst oder der Partner beim Sex unerfahren und deshalb ungeschickt ist oder weil die psychischen Voraussetzungen für einen Orgasmus nicht gegeben sind. Je bewusster Sie sich mit Ihrer eigenen Sexualität beschäftigen, desto mehr Spaß am Sex werden Sie haben. Alles, was Sie darüber hinaus noch über den Orgasmus wissen müssen, erfahren Sie auf den folgenden Seiten.

Die Psychologie des Orgasmus

Guter Sex ist nicht nur eine Frage der Technik: Er beruht auch auf der Fähigkeit, loszulassen und zu genießen – und das gilt ganz besonders für den Orgasmus. Je mehr Vertrauen Sie zu Ihrem Partner und in sich selbst haben, desto sicherer ist es, dass Sie bei gutem Sex auch einen Orgasmus als krönenden Abschluss erleben. Nur wenn Sie Vertrauen haben, ist es Ihnen möglich, sich ganz dem Erleben hinzugeben.

Allzu genaue Vorstellungen davon, wie ein Höhepunkt zu sein hat und wie Sie sich dabei verhalten sollten, können lustvolle Orgasmen enorm erschweren. Manchen Menschen bereitet es Sorgen, dass sie beim Orgasmus die Kontrolle über sich selbst, ihr Verhalten und ihr Aussehen verlieren. Andere denken, sie müssten filmreif mit lauten Schreien oder ekstatischen Zuckungen reagieren. Die Art, wie wir einen Orgasmus erleben, ist jedoch ebenso individuell wie unsere Vorlieben beim Sex. Und oft ist es sogar gerade der Verlust an Selbstkontrolle, der den Orgasmus so besonders macht. Auch deshalb stellen sowohl das Selbstvertrauen als auch das Vertrauen zum Partner eine wichtige Grundlage für besonders erfüllende Orgasmen dar.

Orgasmen können sich je nach Gelegenheit sehr unterschiedlich anfühlen: Manchmal werden sie sehr emotional erlebt, dann auch wieder vor allem als körperliche Befriedigung. Auch ihre Stärke variiert zwischen absolut umwerfend und einfach nur ganz nett.

Wer den ultimativen Sex erleben möchte, sollte sich über solche Unterschiede nicht allzu sehr den Kopf zerbrechen. Es kann zwar interessant sein, herauszufinden, welche Faktoren den Höhepunkt beeinflussen, und dieses Wissen dann einzusetzen, um öfter einen wirklich intensiven Orgasmus zu erleben. Allerdings ist es nicht möglich, die Intensität des Orgasmus zuverlässig zu steuern, da sie von zu vielen verschiedenen Einflüssen abhängig ist. Viel wichtiger ist es, trotz möglicher Unterschiede jeden Orgasmus so zu genießen, wie er nun einmal ist. Gerade dieser Genuss und die Offenheit für alle Arten von lustvollen Empfindungen werden nämlich dafür sorgen, dass Sie öfter Orgasmen haben und auch den vorausgehenden Sex mehr genießen.

Der größte Feind befriedigender Orgasmen ist der Druck, sie unter allen Umständen herbeiführen zu müssen. Wer sich beim Sex nur auf den Orgasmus als unverzichtbares Ziel konzentriert, raubt sich selbst den Spaß an den lustvollen Berührungen, die den Orgasmus schließlich erst hervorrufen. Dies kann so weit führen, dass manche Menschen lieber einen Orgasmus vortäuschen, als sich und Ihrem Partner einzugestehen, dass es dieses Mal eben nicht dazu gekommen ist. Erwarten Sie daher am besten weder von sich selbst noch von Ihrem Partner einen Orgasmus, sondern konzentrieren Sie sich ganz auf die Freude an Ihren gegenseitigen Berührungen und auf die Erregung, die diese auslösen.

Es ist grundsätzlich davon abzuraten, einen Orgasmus vorzutäuschen, da dies das Vertrauen zwischen den Partnern nicht gerade fördert. Der Partner hat dann außerdem keine Möglichkeit, herauszufinden, mit welchen Stimulationen er wirklich einen Orgasmus hervorrufen kann – und wird es beim nächsten Mal wieder genauso »falsch« machen. Manche Sexualtherapeuten raten jedoch vor allem Frauen in bestimmten Fällen bewusst zu vorgetäuschten Orgasmen: Sie gehen davon aus, dass sich die Orgasmusfähigkeit dadurch trainieren lässt. Wenn Ihr Partner eingeweiht ist, können Sie solche Übungsstunden auch gemeinsam als erregendes kleines Schauspiel durchführen. Seine Aufgabe besteht dabei jedoch einzig und allein im Verwöhnen – Bewertungen oder Kritik sind strikt verboten, obwohl sie natürlich ihre Wünsche äußern darf.

Spielen Sie beim Sex immer wieder einmal damit, sich oder Ihren Partner an den Rand eines Orgasmus zu bringen und ihn dann wieder zu bremsen, damit der Höhepunkt zu einem späteren Zeitpunkt umso intensiver ausfällt. Der ultimative Sex unterscheidet sich von normalem Sex dadurch, dass nicht möglichst schnell der Orgasmus angesteuert, sondern viel Wert auf den Genuss der gesamten sexuellen Begegnung gelegt wird.

Um den Sex so ausgiebig wie möglich genießen zu können, lohnt es sich, wenn Sie sich genügend Zeit dafür nehmen. Denn je besser Sie Ihre eigenen sexuellen Reaktionen und die Ihres Partners kennen und je mehr Zeit Sie sich füreinander nehmen, desto besser werden Sie auch Ihre Erregung steuern und immer wieder neue, aufregende Orgasmen hervorrufen können.

Der Orgasmus bei Mann und Frau

Obwohl sich die Orgasmen von Männern und Frauen in mancher Hinsicht ähnlicher sind, als man vermuten würde, gibt es auch einige wichtige Unterschiede. Wenn Sie Ihrem Partner unvergessliche Höhepunkte schenken wollen, ist es wichtig, den Ablauf seines Orgasmus gut zu kennen. Aber auch Ihre eigenen Orgasmen können deutlich genussvoller ausfallen, wenn Sie alles Entscheidende darüber wissen.

Der weibliche Orgasmus

Der weibliche Orgasmus drückt sich auf körperlicher Ebene vor allem durch rhythmische Kontraktionen der Vagina aus. Besonders durch die Stimulierung des G-Punkts kann es bei manchen Frauen auch zur Ejakulation einer klaren Flüssigkeit aus der Harnröhrenöffnung kommen. Dabei handelt es sich nicht um Urin, sondern um das Sekret der Paraurethraldrüsen, die die Harnröhre umgeben. Es ähnelt in seiner Zusammensetzung dem Sekret der Prostata. Oft ist die Menge des Ejakulats so gering, dass es gar nicht als solches erkannt wird, manchmal tritt es jedoch auch in größeren Mengen auf. Dies ist kein Grund zur Beunruhigung, sondern im Gegenteil meist ein Anzeichen für einen besonders intensiven Orgasmus.

Obwohl es immer wieder anders dargestellt wird, können Frauen prinzipiell genauso schnell zum Orgasmus kommen wie Männer. Besonders bei der Selbstbefriedigung gibt es kaum geschlechtsspezifische Unterschiede bezüglich der Zeitspanne, in der Männer und Frauen sich einen Orgasmus verschaffen – sie liegt bei wenigen Minuten. Dies gilt vor allem dann, wenn der Orgasmus durch die Stimulation der Klitorisspitze ausgelöst wird. Beim Sex zu zweit kann es jedoch länger dauern, bis sich überhaupt genügend Erregung aufgebaut hat. Viele Frauen kommen auch beim Koitus schneller zum Orgasmus, wenn zusätzlich ihre Klitorisspitze stimuliert wird.

Eine Unterscheidung in klitorale und – angeblich höherwertige – vaginale Orgasmen lässt sich nicht aufrechterhalten. Da die Klitorisschenkel und -schwellkörper den vorderen Teil der Vagina umfassen, werden auch sie bei der Penetration stimuliert. Je mehr die kleinen Schamlippen durch die Erregung geschwollen sind, desto stärker ist diese Stimulation.

Bei Frauen kann der Orgasmus durch ein Nachlassen der Stimulation oder durch Ablenkungen auch noch kurz vor seinem Eintreten verhindert oder deutlich abgeschwächt werden. Daher ist es vor allem bei der manuellen und oralen Stimulation wichtig, dass der Partner den Rhythmus und die Intensität der Bewegungen lang genug beibehält. Nach dem Orgasmus ist vor allem die Klitorisspitze meist sehr empfindlich, sodass sie für kurze Zeit nicht berührt werden sollte.

Da die Schwellung der Genitalien bei Frauen nach dem Orgasmus noch einige Zeit bestehen bleibt, fällt es ihnen besonders leicht, bei erneuter Stimulierung schnell einen weiteren Orgasmus zu erreichen. Durch diese anhaltende Schwellung können Frauen multiple Orgasmen haben, also mehrere dicht aufeinanderfolgende Orgasmen, oder einen ausgedehnten, meist als wellenförmig erlebten Höhepunkt. Allerdings muss dafür auch die Stimulation weiter fortgesetzt werden.

Der männliche Orgasmus

Beim männlichen Orgasmus kommt es ebenfalls zu Kontraktionen der Beckenbodenmuskulatur, die zur Ejakulation des Spermas führen. Je stärker diese Kontraktionen sind, desto intensiver ist auch der Orgasmus. Die Menge des ausgestoßenen Spermas beträgt durchschnittlich rund einen Teelöffel voll. Das ist unter anderem davon abhängig, wie lang der letzte Orgasmus zurückliegt. Bei mehreren Höhepunkten innerhalb relativ kurzer Zeit kann es vorkommen, dass zuletzt fast kein Sperma mehr ausgestoßen wird.

Männer erreichen im Gegensatz zu Frauen kurz vor dem Orgasmus einen Punkt, ab dem sie auch ohne weitere Stimulierung ejakulieren – der Orgasmus fällt dann jedoch nicht ganz so befriedigend aus. Nach der Ejakulation bildet sich die Erektion des Penis relativ schnell zurück, sodass Männer nur in den seltensten Fällen mehrere Orgasmen kurz nacheinander haben können.

Dass ein Mann sich dem Höhepunkt nähert, lässt sich an verschiedenen Anzeichen erkennen: Seine Hoden ziehen sich dichter an den Körper, der Penis gibt einen oder mehrere Lusttropfen ab (die schon einzelne Spermien enthalten können) und die Eichel schwillt noch stärker an. Oft spannen sich auch die Muskeln in bestimmten Körperbereichen an. Wenn Sie Ihren Partner manuell oder oral befriedigen, sollten Sie auf diese Anzeichen achten. Sie helfen Ihnen dabei, Ihren Partner länger in der Plateauphase vor dem unausweichlichen Orgasmus zu halten – und eine länger anhaltende Erregung bedeutet nicht nur längeren Genuss, sondern meist auch einen intensiveren Orgasmus.

Timing

Wie gut der Sex ist, hängt in vielerlei Hinsicht auch davon ab, wie gut das Timing beim Orgasmus funktioniert. Viele Paare machen sich vor allem Gedanken darüber, wie sie einen gemeinsamen Höhepunkt erreichen können – denn oft kommen Männer schneller ans Ziel und können ihre Partnerinnen dann nicht mehr wie gewünscht befriedigen. Perfekte Liebhaber wissen jedoch, dass sie ihrer Partnerin in einem solchen Fall dennoch mit ihren Händen oder ihrer Zunge einen Orgasmus verschaffen können.

Der gemeinsame Orgasmus wird oft als die eigentliche Erfüllung von gutem Sex betrachtet. Dies setzt viele Paare jedoch unter Druck, weil sie denken, sie müssten ihre Höhepunkte unter allen Umständen aufeinander abstimmen – und Sie wissen ja: Druck kann dazu führen, dass der Orgasmus gar nicht erst eintritt.

Natürlich ist es wundervoll, gemeinsam zum Orgasmus zu kommen. Aber ebenso erregend kann es sein, sich gegenseitig abwechselnd zum Höhepunkt zu bringen – und es ist oft sogar die bessere Methode, wenn Sie sich mehr als einen Orgasmus wünschen oder eine ganze Nacht mit aufregendem Sex verbringen wollen. Gerade Frauen finden es auch sehr erregend, wenn sie vor dem Koitus schon mit den Händen oder oral zum Orgasmus gebracht werden. Und manchen von ihnen fällt es dadurch sogar leichter, im Anschluss nur durch die Penetration noch einen Höhepunkt zu erleben.

Den Orgasmus steuern

Ob es zu einem gemeinsamen Orgasmus kommt, hängt vor allem davon ab, wie viel Kontrolle beide Partner über ihre Erregungskurve haben. Für Frauen ist es hilfreich, wenn sie diese beschleunigen können, während Männer von Verzögerungstaktiken profitieren. Wichtig ist in beiden Fällen, auch die sexuellen Reaktionen des Partners zu kennen: Nur so können Sie bemerken, wann Sie auf welche Weise ins Geschehen eingreifen sollten, um gemeinsam zum Orgasmus zu kommen. Sie können wichtige Erfahrungen sammeln, indem Sie sich gegenseitig mit den Händen oder oral zum Höhepunkt bringen. Dabei kann der aktive Partner die Reaktionen des passiven in der Regel gut beobachten.

Für Frauen liegt die Herausforderung bei der Steuerung des Orgasmus oft darin, sich ganz auf ihre Erregung einzulassen und sich dem Orgasmus zu öffnen. Je besser eine Frau weiß, welcher Rhythmus und welche Berührungen sie erregen, desto leichter wird es ihr fallen, beim Sex die Initiative zu übernehmen und dafür zu sorgen, dass sie sie auch bekommt: Indem sie die Bewegungen des Mannes mit den Händen lenkt oder ihnen so entgegenkommt, dass sie sie genau richtig stimulieren. Viele Frauen beschleunigen ihren Orgasmus auch, indem sie sich zusätzlich selbst an der Klitorisspitze stimulieren oder stimulieren lassen.

Männer dagegen wünschen sich oft eine Möglichkeit, ihren Orgasmus zu verzögern. Dafür muss der Mann vor allem beim Koitus selbst seine Erregungskurve beobachten, um nicht unversehens den »point of no return« zu erreichen. Um die Erregung während des Koitus zu bremsen, ist es am besten, für kurze Zeit auf weitere Bewegungen zu verzichten und die Beckenbodenmuskeln zu entspannen. Dies funktioniert am besten mit viel Übung – und die lässt sich auch durch Selbstbefriedigung erreichen.

Eine weitere wirkungsvolle Methode, um die Ejakulation zu verzögern, ist gleichmäßiger, anhaltender Druck auf die Eichel: Sie wird dabei am besten so zwischen den Fingern gehalten, dass der Daumen am Frenulum und die übrigen Finger auf der gegenüberliegenden Seite der Eichel und auf dem Eichelkranz liegen. Bei manchen Männern funktioniert diese Drucktechnik auch gut, wenn sie direkt am Ansatz des Penis durchgeführt wird. Bei der Masturbation zu zweit oder beim Oralsex kann auch die Partnerin auf die weiter oben beschriebenen Anzeichen für einen nahenden Orgasmus achten.

Grenzen der Leidenschaft

Perfekter Sex ist in mancher Hinsicht erst durch das Überschreiten von Grenzen möglich: der Grenzen, die Schüchternheit, Selbstzweifel oder auch eine konservative Erziehung vielen von uns auferlegen. Auch die Grenzen zum Partner oder zur Partnerin können bei intensiven sexuellen Begegnungen durchlässig werden, wenn wir nicht nur in körperlicher Hinsicht mit ihm bzw. ihr verschmelzen. Dennoch – und auch gerade deswegen – gibt es auch Grenzen, die bei gutem Sex auf gar keinen Fall überschritten werden dürfen.

Verantwortung für sich und den Partner

Guter Sex basiert darauf, dass Sie Ihre körperlichen und emotionalen Bedürfnisse umfassend wahrnehmen und respektieren. Nur so können Sie Ihre Empfindungsfähigkeit ganz ausschöpfen und den Sex richtig genießen. Außerdem ist es unumgänglich, dass Sie selbst die Verantwortung für Ihren Genuss und Ihre Befriedigung übernehmen. Wer von seinem Partner erwartet, dass er seine Wünsche und Bedürfnisse errät und mit schlafwandlerischer Sicherheit die richtigen Berührungen findet, der wird nur mit sehr viel Glück ultimativ guten Sex erleben.

Zu dieser Verantwortung für die eigene Befriedigung gehört auch, dass Sie sich darüber klar werden, worauf Sie beim Sex lieber verzichten möchten. Falls Sie bestimmte Spielarten oder Techniken nicht ausprobieren wollen, sollten Sie sich auf keinen Fall dazu zwingen – und noch weniger dazu überreden lassen. Um tollen Sex zu haben, müssen Sie nicht alles ausprobieren und auch nicht alle Ihre Grenzen überschreiten: Viel wichtiger sind die Hingabe an das, was Sie tun, sowie Ihre Freude und Ihr Genuss dabei. Selbst bei der besten Stimulation werden Sie sich nur dann gehen lassen können, wenn Sie das, was Sie tun, auch wirklich wollen.

Manchmal kann es sogar die beste Entscheidung sein, ganz auf Sex zu verzichten, weil einfach nicht der richtige Partner dafür vorhanden ist. Ich möchte damit nicht sagen, dass Sie auf die große Liebe oder den oder die Richtige warten müssten, um großartigen Sex zu haben. Aber Sie sollten sich niemals mit einem Sexpartner zufriedengeben, der Ihnen nicht auch außerhalb des Bettes sympathisch ist – denn für großartigen Sex muss einfach auch die Chemie zwischen den Partnern stimmen.

Grenzen respektieren

Genauso wichtig wie das Respektieren Ihrer eigenen Grenzen ist, dass Sie Ihrem Partner ebenfalls Grenzen zugestehen. Nehmen Sie Rücksicht darauf, wie weit er oder sie gehen möchte, und versuchen Sie niemals, ihn oder sie zu

irgendetwas zu drängen – nur so kann sich Ihre sexuelle Beziehung vertrauensvoll und ausgeglichen immer weiter verbessern.

Dabei werden Sie gelegentlich vor der Herausforderung stehen, nicht genau zu wissen, ob Ihr Partner etwas tatsächlich
nicht will oder nur davor zurückscheut und vielleicht sogar
gern dazu überredet werden möchte. Gerade in solchen Situationen ist es ein großer Vorteil, wenn Sie offen miteinander über Ihre Sexualität sprechen. Dennoch sollten Sie
grundsätzlich jederzeit auf die Reaktionen Ihres Partners
achten, denn gerade in intimen Situationen kann die Körpersprache schneller Unbehagen oder Missfallen verraten,
als der Betreffende diese vielleicht in Worte fassen kann.

Verhütung

Das Verhindern einer ungewollten Schwangerschaft ist ein
besonders wichtiger Aspekt der Verantwortung, die Sexpartner füreinander wie für sich selbst tragen. Ob Mann
oder Frau: Die Verhütung geht auf jeden Fall beide Partner
etwas an. Gerade bei einem neuen Partner sollten Sie sich
keinesfalls scheuen, das Thema rechtzeitig anzusprechen.
Der Umgang mit der Möglichkeit einer Schwangerschaft ist
ein wichtiger Ausdruck davon, wie viel Verantwortung man
für sich selbst wie auch für andere zu übernehmen bereit
ist. Falls ein Sexpartner in dieser Hinsicht keine Rücksicht
nimmt, können Sie davon ausgehen, dass er auch beim Sex
selbst vor allem an seine eigene Befriedigung denken wird
– und sei es auch nur die Befriedigung seines Egos, weil er
Ihnen zuverlässig einen Orgasmus verschafft. Perfekten Sex
werden Sie unter solchen Voraussetzungen jedoch auf Dauer nicht erleben.

Falls Sie Ihren Partner noch nicht gut kennen, empfiehlt es sich, die Verhütung in die eigene Hand zu nehmen – selbst wenn er versichert, durch eine dauerhafte Verhütungsmethode wie die Pille oder eine Sterilisation geschützt zu sein. Dies ist kein Zeichen von Misstrauen, sondern von Verantwortungsbewusstsein, das der Partner daher auch als solches zu schätzen wissen sollte.

Schutz vor Krankheiten

Ebenso unerlässlich wie der Schutz vor einer Schwangerschaft ist der Schutz vor sexuell übertragbaren Krankheiten. Nicht nur AIDS, sondern auch andere Erkrankungen wie Herpes oder Harnwegsinfekte sind ein guter Grund, um Safer Sex zu praktizieren – und zwar in allen Fällen, in denen Sie nicht sicher wissen, dass Ihr Partner gesund ist. Schließlich können Sie den Sex nicht wirklich genießen, wenn Sie sich um Ihre Gesundheit sorgen müssen. Und selbst wenn Sie im Eifer des Gefechts nicht daran denken, bringt spätestens der nächste Morgen Zweifel und Gewissensbisse.

Gerade der Umgang mit dem Schutz vor sexuell übertragbaren Krankheiten ist ein deutliches Zeichen dafür, wie verantwortungsvoll ein Mensch mit seinem Körper und seiner Sexualität umgeht – und wie viel Rücksicht er auf Sie nimmt.

Bedenken Sie, dass auch bei absoluter Treue die Möglichkeit besteht, dass einer der Partner einen Harnwegsinfekt oder einen Pilz bekommt. Solche Erkrankungen sind zwar gut behandelbar, aber sehr unangenehm – und solange sie nicht erkannt und ausgeheilt sind, können sie beim Sex leicht übertragen werden. Wenn Sie auf die Signale Ihres Körpers achten und ohne falsche Scheu darauf reagieren (was beides auch eine Grundlage für guten Sex ist), sollten solche Infektionen jedoch nur selten zum Problem werden oder gar länger unentdeckt bleiben.

Kondome richtig verwenden

Den besten Schutz vor sexuell übertragbaren Krankheiten – und auch vor einer ungewollten Schwangerschaft – bieten Kondome. Da manche Erkrankungen auch durch Oralsex übertragen werden können, sollten Sie im Zweifelsfall dabei ebenfalls ein Kondom verwenden. Beim Cunnilingus ist es am einfachsten, ein aufgeschnittenes Kondom über die Vulva zu legen (mit der Innenseite nach unten). Es gibt aber auch spezielle Latexfolien zu diesem Zweck.

Moderne Kondome sind so dünn, dass man sie beim Sex tatsächlich kaum spürt. Ein Tropfen Gleitmittel (nicht mehr, sonst könnte das Kondom abrutschen) auf der Innenseite und einige Tropfen auf der Außenseite können dabei helfen, die Empfindungen noch zu intensivieren.

Auch eine Latexallergie ist kein Argument gegen die Verwendung von Kondomen, da inzwischen Modelle aus Polyurethan auf dem Markt sind. Sie sind zwar etwas teurer, dafür aber auch unempfindlich gegenüber ölhaltigen Gleitmitteln oder Cremes, die Latexkondome in kürzester Zeit porös machen.

Jeder Mann kann dazu beitragen, die Verwendung von Kondomen so angenehm wie möglich zu machen, indem er verschiedene Modelle testet und schließlich bei dem bleibt, das ihm am besten zusagt.

Noppen oder Rillen auf dem Kondom können die Empfindungen beim Sex verstärken. Achten Sie bei solchen Kondomen jedoch darauf, ob sie auch wirklich zur Verhütung geeignet sind: Vor allem »Spaßkondome« mit besonders ausgefallenem Design haben oft keine zuverlässige Schutzwirkung.

Damit das Überstreifen des Kondoms nicht als Unterbrechung beim Sex empfunden wird, kann die Frau dem Mann diese Aufgabe abnehmen – viele Männer finden es durchaus erotisch, wenn ihre Partnerin ihren Penis verpackt. Falls seine Erektion dabei zu erschlaffen droht, ist eine sanfte Stimulation der Hoden eine große Hilfe.

Besonders erotisch ist das Überstreifen des Kondoms, wenn sie dabei mit dem Mund nachhilft: Dafür legt sie das Kondom auf die Penisspitze und rollt es dann mit den Lippen über die Eichel. Alternativ kann sie die Spitze des Kondoms auch zwischen den Lippen halten und es ohne Hilfe der Hände auf der Eichel platzieren. Am Penisschaft ist es meist nötig, das Kondom mit den Fingern weiter abzurollen. Achten Sie auch beim Überstreifen mit dem Mund darauf, dass das Reservoir an der Spitze des Kondoms keine Luft enthält, und gehen Sie mit Ihren Zähnen vorsichtig um, damit Sie das Kondom nicht versehentlich beschädigen.

Neben dem Kondom für Männer gibt es auch ein Modell für Frauen, das in die Vagina eingeführt wird. Sein äußerer Ring bleibt vor den äußeren Schamlippen liegen.

Hygiene

Eine wichtige Voraussetzung für genussvollen Sex ist die körperliche Hygiene, vor allem im Intimbereich. Besonders unter der Vorhaut des Penis, aber auch unter der Klitorisvorhaut und zwischen den Schamlippen kann sich bei mangelnder Hygiene das weißliche Smegma sammeln, das hauptsächlich aus den Absonderungen von Talgdrüsen besteht und unangenehm riecht.

Es ist normalerweise völlig ausreichend, den Intimbereich bei der täglichen Körperpflege mit Wasser und einer pH-neutralen Waschlösung zu reinigen. Seife greift vor allem bei häufigem Gebrauch den Säureschutzmantel der Haut an, was zu Irritationen und Entzündungen führen kann. Spezielle Intimlotionen oder -sprays sind meist nicht zu empfehlen, besonders nicht solche mit desodorierender Wirkung. Sie können allergische Reaktionen hervorrufen und die Schleimhäute reizen – was den Genuss beim Sex empfindlich verringert.

Das Innere der Vagina sollte nicht ausgespült werden, da dies die natürliche Scheidenflora stört und es in der Folge leichter zu Infektionen kommt.

Sex während der Menstruation

Viele Paare verzichten auch aus hygienischen Gründen während der Menstruation auf Sex. Dies ist eigentlich nicht nötig, auch wenn selbst bei der besten Hygiene Spuren auf dem Bettlaken bleiben werden – aus physiologischer Sicht spricht jedenfalls nichts gegen Sex während der Periode.

Beim Sex schließt sich bei vielen Frauen der Muttermund stärker, sodass weniger Blut austreten kann. Für Oralsex lässt sich der Blutfluss mit einem Tampon vorübergehend stoppen.

Manche Frauen haben während der Menstruation sogar besonders viel Lust auf Sex. Dem nachzugeben, ist kein Problem, wenn beide Partner sich nicht weiter am Blut stören. Der Sex hilft oft sogar dabei, Menstruationskrämpfe zu lindern.

Mehr Abwechslung

In diesem Kapitel finden Sie zahlreiche Ideen, wie Sie Ihr Liebesleben noch interessanter gestalten können. Wenn Sie die Techniken des vorangegangenen Kapitels gekonnt umsetzen, werden Sie mit Sicherheit bereits perfekten Sex erleben – aber Sie werden auch wissen, dass es nicht schaden kann, gelegentlich für etwas Abwechslung zu sorgen. Erotisches Spielzeug und ungewöhnliche Orte sind ideal, denn sie geben Ihnen die Möglichkeit, Ihre Fähigkeiten als großartiger Liebhaber oder als perfekte Sexpartnerin immer wieder neu zu zeigen.

Spielzeug und Extras

Wenn es um den Genuss geht, ist der menschliche Geist sehr erfindungsreich: Schon aus der Antike ist der Gebrauch von kleinen Helfern und erotischen Zutaten beim Sex bekannt. Die meisten davon erfüllen auch heute noch hervorragend ihren Zweck, während wir andere erst den Errungenschaften der modernen Technik zu verdanken haben.

Champagner, Honig, Erdbeeren ...

Kulinarische und sexuelle Genüsse ergänzen sich sehr gut – das war schon bei den Orgien im alten Rom bekannt. Sie müssen jedoch kein aufwendiges aphrodisierendes Menü zubereiten, um den Spaß beim Sex zu steigern. Es gibt auch einfachere Möglichkeiten, auf wohlschmeckende Weise für mehr Erregung zu sorgen.

Prickelnder Champagner

Champagner war schon immer verführerisch – und wirkt sogar als Aphrodisiakum. Am prickelndsten ist es, den Champagner schlückchenweise aus dem empfindsamen Bauchnabel zu schlürfen oder schlürfen zu lassen. Sie können auch Prosecco oder andere sprudelnde Getränke ausprobieren.

Heiß und kalt

Die Haut reagiert nicht nur auf Berührungen, sondern auch auf Hitze und Kälte. Daher kann es sehr erregend sein, mit einem Eiswürfel sanft über die Haut zu streichen und dabei auch den Intimbereich nicht auszusparen. Am erotischsten sind kurze, unvorhersehbare Berührungen. Lassen Sie den Eiswürfel nie zu lang an derselben Stelle liegen, da die Kälte sonst unangenehm wird. Wenn Sie die Haut Ihres Partners auf diese Weise bewusst etwas abkühlen, werden Ihre Küsse sich danach umso heißer anfühlen.

Beim Oralsex können Sie für ungewöhnliche und aufregende Empfindungen sorgen, indem Sie Ihren Mund mit einem Eiswürfel, Speiseeis oder heißen Getränken temperieren: Lutschen Sie etwas Eis oder behalten Sie einen Schluck heißen Tee kurz im Mund, bevor Sie sich Ihrem Partner oder Ihrer Partnerin zuwenden. Sie können ihn oder sie auch mit der Zunge und den Lippen stimulieren, während Sie gleichzeitig einen Eiswürfel im Mund haben, der dabei gelegentlich seine oder ihre Haut berührt.

Auf der Suche nach weiteren Möglichkeiten für heiße Reize sollten Sie lieber kein Kerzenwachs verwenden – es kann Verbrennungen verursachen und lässt sich von behaarter Haut nur schwer wieder entfernen. Viel erotischer ist es, dünnflüssigen Pudding zu kochen (verwenden Sie einfach mehr Milch) und ihn auf die Haut tropfen zu lassen, sobald er auf angenehme Temperaturen abgekühlt ist. Wer Pudding nicht mag, kann stattdessen auch heiße Himbeersoße verwenden – Hauptsache, Sie können die Tropfen danach genussvoll von der Haut lecken.

Süßes auf der Haut

Aufgeschnittene Früchte sind nicht nur eine ideale Erfrischung während des Liebesspiels, sondern eignen sich auch gut dafür, dieses noch abwechslungsreicher zu gestalten. Erdbeeren, Kirschen, Mangos und andere exotische Früchte schmecken besonders, wenn Sie sie von der Haut Ihres Partners oder Ihrer Partnerin naschen. Sie können damit auch über die Haut streichen und diese dann mit der Zunge von allen Saftspuren befreien oder den Saft auf den Körper tropfen lassen. Im Genitalbereich kann die Fruchtsäure die Haut zwar leicht reizen, aber meist fühlt sich dies eher prickelnd als unangenehm an – einen Versuch ist es auf jeden Fall wert.

Auch Honig, süße Sahne oder Fruchtjoghurt eignen sich für kulinarische Spiele auf der Haut, wobei Honig allerdings nicht in den weiblichen Genitalbereich gelangen sollte, da er den pH-Wert ungünstig verändert. Verwenden Sie nur kleine Mengen, da bei größeren der Appetit schnell nachlässt. Außerdem ist es sonst nötig, das Bett mit Handtüchern zu schützen und danach unter die Dusche zu gehen – was zu zweit aber auch wieder sehr erotisch sein kann.

Dildos und Vibratoren

Dildos und Vibratoren sind die am häufigsten verwendeten Sexspielzeuge. Sie eignen sich nicht nur für die Selbstbefriedigung, sondern können auch beim Sex mit dem Partner auf vielfältige Weise eingesetzt werden. Obwohl sie meist für Frauen gedacht sind, haben auch Männer viel Spaß damit: entweder, indem sie ihre Partnerin damit stimulieren, oder indem sie die Wirkung der Vibrationen am eigenen Körper ausprobieren.

Qualitätskriterien

Dildos und Vibratoren unterscheiden sich in mancher Hinsicht voneinander, sollten aber dennoch dieselben Qualitätskriterien erfüllen. Ein wichtiger Aspekt bei der Auswahl eines Dildos oder Vibrators ist das Material, aus dem er hergestellt ist. Tests haben ergeben, dass viele Sexspielzeuge aus Kunststoffen bestehen, die Schadstoffe abgeben. Besonders, wenn das Material als »Jelly« bezeichnet wird oder unangenehm riecht, sollten Sie das Sexspielzeug lieber im Laden lassen oder es beim Gebrauch in ein Kondom verpacken.

Empfehlenswerte Materialien sind Silikon oder Polykarbonat, das auch für medizinische Zwecke verwendet wird. Als Alternativen bieten sich Holz (splitterfrei, am besten Ahorn) oder medizinischer Edelstahl an. Sexspielzeuge aus hochwertigem Material sind zwar oft etwas teurer, aber dies gleicht sich durch eine längere Lebensdauer wieder aus – und meist auch dadurch, dass sie ihren Zweck besser erfüllen.

Neben dem Material ist die Verarbeitung des Spielzeugs von großer Bedeutung. Gussnähte oder scharfe Kanten fühlen sich unangenehm an und können sogar zu Verletzungen führen. Kabel sollten so angebracht sein, dass sie sich selbst unter Belastung nicht lösen.

Achten Sie außerdem darauf, ob sich das Sexspielzeug Ihrer Wahl gut reinigen lässt. Körperflüssigkeiten bilden nicht nur auf porösem Material wie Gummi, sondern auch in unzugänglichen Winkeln und Spalten einen Nährboden für Keime, die zu Infektionen führen können. Ideal ist es, wenn man das Gerät gründlich unter fließendem Wasser reinigen kann.

Beim Kauf eines Vibrators sollten Sie außerdem die folgenden Punkte berücksichtigen:

★ Achten Sie auf den Geräuschpegel: Nicht alle Vibratoren sind leise genug, um unauffällig hinter verschlossenen Türen benutzt zu werden. Ein allzu lautes Summen ist aber nicht nur verräterisch, es kann auch dazu führen, dass die Erregung schnell wieder nachlässt.

★ Für den Einsatz in der Badewanne oder unter der Dusche gibt es spezielle wasserdichte Modelle – sogar ganz unauffällig in Form einer Bade-Ente.

★ Neben batteriebetriebenen Modellen finden sich Geräte mit Akku oder sogar mit Steckdosenanschluss. Wichtiger als die Art der Stromversorgung ist zunächst, dass alle Metallteile gut vor dem Kontakt mit Körperflüssigkeiten geschützt sind. Geräte mit Batterie oder Akku eignen sich für Anfänger oder zur zusätzlichen Stimulation beim Sex zu zweit oft am besten, während für richtig starke Vibrationen in der Regel ein Gerät mit Netzanschluss nötig ist.

Dildos

Zwischen Dildos und Vibratoren besteht ein wesentlicher Unterschied: Dildos vibrieren nicht. Dafür sind sie oft relativ naturgetreu dem Penis nachempfunden. Dildos wer-

den meist von Frauen benutzt, die das Gefühl des Ausge-
fülltseins beim Sex besonders genießen. Durch Vor- und
Zurückschieben lässt sich mit dem Dildo Geschlechtsverkehr simulieren. Sie können den Dildo jedoch auch einfach
nur in der Vagina halten, während Sie mit den Fingern oder
einem Vibrator die Klitoris stimulieren. Oder Sie reiben
ihn zwischen den Schamlippen hin und her, was ebenfalls
die Klitoris stimuliert. All dies kann auch den Sex zu zweit
spannender machen.

Manche Dildos haben einen Standfuß oder einen Saug-
napf am Ende, sodass sie am Boden fixiert werden können.
Dies ist besonders günstig, wenn Sie sich auf dem Dildo nie-
derlassen oder ihn nicht ständig mit den Händen bewegen
möchten.

Neben den gewöhnlichen Materialien für Sexspielzeug werden Dildos teils auch aus bruchsicherem Glas, Marmor und
anderen Steinsorten hergestellt. Falls Sie sich bezüglich der
gewünschten Dicke und Länge unsicher sind oder einfach
mal testen wollen, was sich mit einem Dildo alles anfangen
lässt, können Sie auch auf die Bioversion zurückgreifen: Ka-
rotten, Gurken oder Zucchini lassen sich mit einem Schä-
ler oder Messer in nahezu jede gewünschte Form bringen.
Streifen Sie ein Kondom darüber und wärmen Sie das Ganze
notfalls mit den Händen ein bisschen an. Den Durchmesser
können Sie am einfachsten abmessen, indem Sie das Gemüse
an der gewünschten Stelle durchschneiden. Es gibt sogar Fir-
men, die Dildos nach Kundenwunsch anfertigen, sodass Sie
Ihr persönliches Lieblingsmodell selbst entwerfen können.

Dildos sollten grundsätzlich mit Gleitmittel verwendet werden, um die Haut nicht unnötig zu strapazieren.

Vibratoren zum Einführen

Vibratoren gibt es in vielen Formen – von naturgetreuen Penisnachbildungen über verspielte Tierformen bis hin zu edlem Design. Bestimmt finden Sie auch das Passende für Ihren Geschmack. Viele phallusförmige Vibratoren ähneln auf dem ersten Blick einem Dildo – sie besitzen jedoch ein deutlich aufregenderes Innenleben. Während manche Geräte nur vibrieren, haben andere eine rotierende Spitze oder Kugeln, die sich in ihrem Inneren bewegen. Beim Kauf eines solchen Vibrators sollten Sie bedenken, dass der vorderste Teil der Vagina am empfindsamsten ist und der Vibrator vor allem diesen Bereich stimulieren sollte.

G-Punkt-Vibratoren sind so konstruiert, dass sie den Bereich an der Vorderwand der Vagina mehr oder weniger zielsicher stimulieren. Sie empfehlen sich jedoch nur, wenn Sie die G-Punkt-Stimulation auch wirklich erregend finden.

Manche Vibratoren zum Einführen stimulieren mit einem Seitenarm zusätzlich die Klitoris. Da viele Frauen allein durch das Einführen eines Vibrators nicht zuverlässig zum Orgasmus kommen, ist dies eine sinnvolle Idee. Allerdings legt es die Art des Einsatzes fest und bietet keine anderen Anwendungsmöglichkeiten, sodass Sie vielleicht lieber ein einfacheres Modell verwenden und damit Ihre persönlichen Lieblingspunkte stimulieren.

Eine meist als »Liebesei« bezeichnete Art von kleineren Vibratoren zeichnet sich dadurch aus, dass sie komplett in die Vagina eingeführt werden kann und eine Fernbedienung besitzt – manchmal sogar kabellos. Da die Vibrationen in der Vagina jedoch oft nicht so stark wahrgenommen werden, benutzen viele Frauen dieses »Liebesei« auch zur Stimulation der Klitoris.

Vibratoren zur äußeren Stimulation

Wenn Sie den Vibrator nicht in die Vagina einführen möchten (oder für diesen Zweck einen Dildo benutzen), können Sie auch zu einem Vibrator greifen, der nur für die äußere Stimulation gedacht ist. Diese oft auch als »Aufliegevibrator« bezeichneten Modelle gibt es ebenfalls in vielen verschiedenen Formen, die beispielsweise an Schmetterlinge oder große Bachkiesel erinnern.

Teilweise werden sie mit speziellen Geschirren angeboten oder sind so geformt, dass sie im Slip getragen werden können – wer möchte, kann sich damit auch unterwegs heimlich stimulieren. An besonders stillen Orten ist jedoch selbst der leiseste Vibrator zu hören.

Wenn Sie Ihren Vibrator unauffällig immer bei sich tragen möchten, finden Sie außerdem Modelle, die zum Beispiel als Lippenstift oder Schminkpinsel getarnt sind und in jede Handtasche passen. Auch sie eignen sich wegen ihrer geringen Größe vorwiegend zur äußeren Stimulation.

Neben speziell für diesen Zweck bestimmten Vibratoren werden immer wieder auch normale Massagegeräte für die Stimulation der äußeren Genitalien benutzt. Falls Sie ein möglicherweise geeignetes Gerät besitzen, sollten Sie es jedoch zu Anfang vorsichtig testen.

Vibratoren für Männer

Die meisten Vibratoren sind für Frauen vorgesehen, allerdings finden sich gelegentlich auch speziell für den Mann gedachte Modelle. Sie bestehen in der Regel aus einer Manschette für den Penis, die meist mehr oder weniger naturgetreu einer Vagina nachempfunden und in die der Vibrator integriert ist.

In der Praxis erfüllen viele dieser Vibratoren ihren Zweck jedoch nicht überzeugend: Oft sind die Vibrationen zu schwach, um den im Vergleich zur Klitoris robusteren Penis ausreichend zu stimulieren.

Achten Sie bei einem Kauf besonders auf die Verarbeitung an der Innenseite, damit Sie keine hervorstehenden Ecken übersehen. Manche Hersteller fügen zusätzlich Noppen ein – diese dürfen nicht zu starr sein, um den Penis nicht auf schmerzhafte Weise zu reizen. Wegen der Manschettenform ist es außerdem besonders wichtig, dass sich das Gerät auch innen gut reinigen lässt, damit eventuelle Spermareste entfernt werden können.

Anstatt ein solches speziell für den Mann angefertigtes Modell zu kaufen, können Männer auch den Vibrator ihrer Partnerin zur Stimulation benutzen, indem sie ihn beispielsweise an die Eichel oder an die Rückseite ihrer um den Penis geschlossenen Hand legen. Auch hier sind die Vibrationen vielleicht nicht stark genug, um einen Orgasmus auszulösen, aber doch erregend – vor allem dann, wenn die Partnerin die Kontrolle über das Gerät hat.

Wie Sie einen Vibrator verwenden

Bei fast allen Vibratoren lässt sich die Stärke der Vibrationen regulieren. Wer ein Gerät zum ersten Mal verwendet, sollte vor allem darauf achten, es nicht gleich mit voller Leistung einzusetzen – besonders an der empfindlichen Klitoris, die sich an diese Art der Stimulation oft erst gewöhnen muss. Selbst wenn Sie vorher schon ein anderes Modell benutzt haben, sollten Sie einen neuen Vibrator zunächst nur auf niedriger Stufe testen.

Probieren Sie aus, wie viel Vibration für Sie am erregendsten ist – dies muss nicht immer die höchste Stufe sein. Manche Frauen mögen es am liebsten, wenn die Vibrationen durch ein Kissen, eine oder mehrere Stoffschichten oder über die Finger übertragen werden.

Einige Frauen stimulieren mit dem Vibrator nur die Stelle, an der er sie am stärksten erregt, andere halten ihn an viele verschiedene Punkte. Welche Technik ideal ist, hängt unter anderem davon ab, ob Sie so schnell wie möglich einen Orgasmus erreichen oder ob Sie die Stimulation an sich genießen wollen. Viele Frauen mögen es auch, zuerst die Klitoris zu stimulieren und den Vibrator dann kurz vor dem Orgasmus in die Vagina einzuführen.

Durch die häufige Verwendung eines Vibrators kann es dazu kommen, dass die Genitalien unempfindlicher gegen die Schwingungen werden und sich der Orgasmus mit der Zeit langsamer oder nur durch stärkere Stimulationen einstellt. Unter Umständen kann sich dies auch auf die Empfindungsfähigkeit beim Sex zu zweit auswirken. Solange Sie das Gerät nicht als Ersatz für guten Sex einsetzen und Ihre Empfindungen nicht vernachlässigen, brauchen Sie sich deshalb aber normalerweise keine Sorgen zu machen.

Reinigung und Pflege

Damit Sie auch auf Dauer Freude an Ihrem Dildo oder Vibrator haben, ist es unverzichtbar, dass Sie ihn nach jedem Einsatz gut reinigen. Je nach Material und Bauart sollten Sie ihn mit Wasser und Seife waschen oder mit einer hautfreundlichen Reinigungslösung gründlich abwischen. Es gibt auch spezielle Reinigungsmittel für diesen Zweck. Manche Dildos und sogar Vibratoren lassen sich auch im Geschirrspüler reinigen. Beachten Sie auf jeden Fall die Hinweise in der Packungsbeilage. Bei guten Produkten ist dort auch vermerkt, ob sich das Material mit bestimmten Gleitmitteln nicht verträgt und wie Sie Ihr Spielzeug am besten aufbewahren.

Falls Ihnen die Reinigung zu aufwendig ist, können Sie auch vor jedem Einsatz ein frisches Kondom über den Dildo oder den Vibrator streifen. Dies empfiehlt sich besonders dann, wenn Sie ihn für Stimulationen im Analbereich benutzen.

Kugeln, Federn, Ringe und Co.

Neben Dildos und Vibratoren findet sich im Sexshop noch viel anderes Zubehör für abwechslungsreichen Sex. Achten Sie beim Kauf auf die Hinweise zu Qualität (insbesondere Material) und Reinigung aus dem vorangegangenen Kapitel.

Diese Sextoys sind die beliebtesten:

★ Vaginalkugeln: In zwei auf einer Schnur aufgefädelten Kugeln befinden sich kleinere, schwerere Kugeln, die jede Bewegung verstärken. Die Kugeln werden in die Vagina eingeführt und stärken unter anderem die Beckenbodenmuskulatur, sodass sie auch als Training für guten Sex eingesetzt werden können. Es ist möglich, die Kugeln auch unterwegs zu tragen, wobei Sie aber bedenken sollten, dass sie je nach Modell gelegentlich zu hören sind. Beim Sex kann es sehr erregend sein, wenn der Partner die Kugeln in die Vagina einführt und wieder herauszieht. Die Stimulation durch Vaginalkugeln ist meist nicht stark genug, um Orgasmen auszulösen, aber sie kann den Höhepunkt auf angenehme Weise vorbereiten. Vaginalkugeln variieren nach Größe, Gewicht und Material, sodass sich für jeden Geschmack das richtige Modell finden lässt.

★ Federn: Federn können einen Hauch von Exotik herbeizaubern, aber sie haben auch einen ganz praktischen Nutzen: Die zarten Berührungen von Federn auf der Haut wecken die Sinnlichkeit und steigern die Empfindungsfähigkeit. Viele erogene Zonen lassen sich mit Federn auf besonders sanfte Weise stimulieren, was unwiderstehlich Lust auf mehr macht. Federn eignen sich auch gut zum Kitzeln, das unter den richtigen Umständen für viele Menschen eine durchaus erotische Komponente hat. Auch Fesselspiele bekommen durch den Einsatz von Federn einen besonderen Reiz.

★ Penisringe: Penisringe üben am Penisansatz Druck aus, um das Blut zu stauen und so für eine stärkere Erektion zu sorgen. Sie werden meist so auf den Penis gezogen, dass sie unterhalb des Hodensacks liegen und diesen ebenfalls umschließen. Sie sind zwar sehr beliebt, aber mit Vorsicht zu gebrauchen: Wenn der Penis zu stark oder zu lang eingeschnürt wird, drohen bleibende Gefäßschäden, die unter anderem zu Erektionsstörungen führen können. Besonders Männer finden den Einsatz eines Penisrings dennoch oft sehr reizvoll. Basteln Sie einen solchen Ring jedoch niemals selbst, sondern verwenden Sie eigens zu diesem Zweck entworfene Ringe. Achten Sie außerdem darauf, den Penis nach spätestens 20 Minuten wieder zu befreien. Notfalls können Sie die Erektion durch gleichmäßiges, anhaltendes Drücken der Eichel reduzieren.

★ Schaftmanschetten: Die röhrenförmigen Manschetten
sind mit Noppen ausgestattet und können ähnlich wie
ein Penisring über den Penisschaft gestreift werden. Allerdings dienen sie weniger dazu, die Erektion zu verstärken, sondern vielmehr zur Stimulation des äußeren
Bereichs der Vagina beim Sex. Trotzdem sollten auch
Schaftmanschetten nicht länger als 20 Minuten getragen
werden. Abwechslungsreicher wird ihr Einsatz, wenn Sie
sie über die Finger oder einen Dildo streifen. Verwenden
Sie in allen Fällen viel Gleitmittel und achten Sie vor allem bei der Penetration darauf, dass die Kante der Manschette die Partnerin nicht verletzt.

★ Fesselsets und Handschellen: Eingeschränkte Bewegungsfreiheit kann den Sex noch spannender machen.
Im Sexshop gibt es dazu spezielles Zubehör: zum Beispiel Fesseln mit Klettverschluss oder gepolsterte Handschellen, die sich auf Knopfdruck öffnen lassen. Auch
hier zählt Qualität und die besten Handschellen sind oft
sogar die aus dem Waffengeschäft.

★ Klemmen: Kleine Klammern, die an den Brustwarzen
oder sogar den Schamlippen befestigt werden, können
enorm erotisch sein – wenn man nicht zu schmerzemp-
findlich ist. Falls der Gedanke Sie reizt, sollten Sie sich
im Sexshop beraten lassen (auch online oder telefonisch
möglich), da es verschiedene Größen und Formen gibt
sowie die Möglichkeit, kleine Ketten oder Gewichte an
den Klammern zu befestigen.

Wo Sex sonst noch Spaß macht

Der bequemste Ort für Sex ist eindeutig das Bett. Trotzdem lohnt es sich manchmal sehr, es zu verlassen: Allein in
der eigenen Wohnung gibt es viele Plätze, an denen der Sex

noch interessanter sein kann, wie die Küchenzeile, den Esstisch, die Dusche oder den Lesesessel im Wohnzimmer.

Wer sich noch mehr Spaß wünscht, weicht am besten an noch außergewöhnlichere Orte aus. In ungewohnter Umgebung arbeiten alle Sinne schärfer, und dadurch wird auch jede erregende Berührung deutlicher wahrgenommen. An mehr oder weniger öffentlichen Orten sorgt außerdem allein schon der Gedanke, dass man vielleicht erwischt werden könnte, für viel Spannung.

Tatsächlich ertappen lassen sollten Sie sich beim Sex in der Öffentlichkeit allerdings nicht, denn dann droht immerhin eine Anzeige wegen Erregung öffentlichen Ärgernisses oder Exhibitionismus. Auch in den meisten Urlaubsländern wird Sex an öffentlichen Orten, wie etwa am Strand, strafrechtlich verfolgt. Achten Sie also auf genügend Sichtschutz, bleiben Sie möglichst leise und sorgen Sie dafür, dass bei einer unvorhergesehenen Störung niemand auf den ersten Blick erkennen kann, was Sie gerade tun. Wenn Sie immer eine Decke griffbereit haben, können Sie sich neugierigen Blicken am schnellsten entziehen. Sie werden sehen: Auch diese Heimlichkeit verleiht dem Sex an außergewöhnlichen Orten einen besonderen Reiz.

Für Romantiker

Manche Orte sind wie geschaffen für romantischen Sex, der das Happy End in jedem Liebesfilm übertrifft. Falls Sie ein Fan von gefühlvollen Momenten sind, bieten die folgenden Orte eine hervorragende Kulisse für unvergessliche Liebesspiele.

Auf einer Waldlichtung

Ein Waldspaziergang lädt vor allem im Hochsommer dazu ein, ihn mit Sex in der freien Natur zu krönen. Um ungestört zu sein, sollten Sie sich jedoch eine Lichtung fernab von Wander- und Spazierwegen suchen und außerdem die Jagdzeit meiden. Stürzen Sie sich nicht sofort aufeinander, sondern nehmen Sie sich Zeit zu horchen, ob jemand in der Nähe ist – was Sie auch während des Sex tun sollten.

Ideal ist es, wenn Sie eine Decke als Unterlage dabeihaben: Sie schützt vor pieksenden Ästen und Insekten. Profis benutzen Lotionen zur Insektenabwehr, weil nackte Haut und Schweiß Mücken und Zecken besonders anziehen. Falls Sie unvorbereitet die Lust überkommt, empfehlen sich Stellungen mit wenig Bodenkontakt, bei denen er von hinten eindringt (wie die Tigerstellung) oder beide Partner stehen.

Am Sandstrand

Sex am Strand oder sogar in der Gischt der Wellen hat auf viele Menschen eine enorme Anziehungskraft. Ideal dafür sind kleine, versteckte Buchten, die vom Land aus nur schwer zu erreichen sind. Auch große Felsblöcke am Strand bieten Schutz vor ungewollten Zuschauern. Falls beides nicht zu finden ist, bleibt Ihnen noch der Schutz der Dunkelheit.

Die größte Herausforderung beim Sex am Sandstrand ist der Sand, der vor allem die Genitalien unangenehm reizen kann. Auch Salzwasser kann auf empfindlicher Haut Brennen hervorrufen, vor allem, wenn in der Gischt zusätzlich viel Sand aufgewirbelt wird. Die empfehlenswertesten Stellen für Sex am Sandstrand sind daher Bereiche mit nassem, festem Sand, die gerade nicht von den Wellen erreicht werden. Wenn Sie zusätzlich noch ein möglichst großes Handtuch oder eine Decke als Unterlage verwenden und Ihnen in der Mittagshitze ein Sonnenschirm oder ein Baum Schatten spendet, steht dem genussvollen Sex am Strand nichts mehr im Wege.

Im Mondschein

Noch romantischer als bei Kerzenschein ist Sex im sanften Licht des Mondes. Am besten bei Vollmond: Er spendet genügend Licht, um auch den Gesichtsausdruck des Partners zu erkennen. Es ist aber auch sehr erotisch, wenn in der nahezu vollständigen Dunkelheit bei Neumond fast nur noch die Konturen der Körper zu erkennen sind. Mit einem Gläschen Wein und genügend Zeit, um danach die Sterne anzuschauen, wird der Abend noch schöner.

Wer sich im Mondschein lieben will, sollte dafür die Stadt verlassen, da die vielen Straßenlaternen das Licht des Mondes meist überblenden. Ideal ist es, wenn Sie ein Häuschen im Grünen haben: Im eigenen Garten oder auf der Terrasse bleiben Sie am sichersten ungestört. Wer einen Park oder die freie Natur aufsucht, sollte einen abgeschiedenen Ort wählen. So können Sie die Mondscheinstimmung genießen, ohne ständig horchen zu müssen, ob Parkwächter oder Nachtspaziergänger vorbeikommen.

Beim Picknick

Ein Picknick im Grünen ist an sich schon eine romantische Sache – fernab von überfüllten Picknickplätzen. Mit etwas Abenteuerlust können Sie auch ein erotisches Abenteuer daraus machen. Wenn sie einen weiten, langen Rock trägt, ist dies besonders einfach: Anstatt sich umständlich auszuziehen, können Sie mit minimalem Aufwand Sex haben, ohne dass es auf den ersten Blick zu sehen ist.

Sorgen Sie schon beim Picknick für Erregung, indem Sie sich küssen, gegenseitig füttern, mit Worten anheizen und durch die Kleidung berühren. Zum Nachtisch lässt sie sich auf seinem Penis nieder, während er auf dem Rücken liegt oder an einem Baum lehnt. Die besondere Herausforderung ist, dass Sie sich nicht zu stark bewegen dürfen – es könnte ja jemand vorbeikommen. Probieren Sie aus, was Sie durch Anspannen Ihrer Beckenbodenmuskeln und mit minimalen Hüftbewegungen erreichen können.

Vor dem offenen Kamin

Romantischer Sex muss nicht unbedingt in der freien Natur stattfinden. Ein Klassiker unter den romantischen Orten für Sex ist der Platz auf einer flauschigen Decke vor einem offenen Kamin. Die Hitze des Feuers, sein Geruch und der flackernde Schein der Flammen schaffen eine unvergleichliche Stimmung. Da Sie auf dem Boden liegen, haben Sie außerdem viel Bewegungsfreiheit, um interessante Stellungen auszuprobieren.

Falls Ihre Wohnung keinen offenen Kamin hat, sollten Sie sich auf die Suche nach einem geeigneten Ferienhäuschen oder Hotelzimmer machen und ein aufregendes Wochenende zu zweit verbringen.

Im Hotel

Eine Nacht im Hotel ist immer schön: Sie sind fern von Alltag und Haushalt, haben keine Verpflichtungen und können sich ganz aufeinander und auf den Sex konzentrieren. Dafür müssen Sie nicht weit reisen – auch wenn es in derselben Stadt liegt, befinden Sie sich im Hotel doch auf ungewohntem Terrain. Zusätzlich können Sie verschiedene Hotels ausprobieren und so immer das Ambiente wählen, das Ihnen gerade am besten gefällt – luxuriösen Glamour, kühles Design oder sogar ein verruchtes, heruntergekommenes Stundenhotel.

Im Schlafwagen

Wer eine Städtereise zu zweit plant, kann sich ein besonders romantisches Vergnügen gönnen: eine Fahrt im Schlafwagen. Moderne Schlafwägen bieten Doppelkabinen mit viel Komfort und teilweise sogar inklusive Dusche. Trotzdem hat der Sex im Schlafwagen immer noch viel vom Charme alter Filme. Und obwohl die Züge wesentlich weniger schaukeln als früher, werden Sie die Bewegungen der Fahrt doch spüren. Probieren Sie auch Stellungen im Sitzen oder Stehen aus – die Enge und die spezielle Einrichtung erlauben interessante Experimente.

Auf einem Boot

Sex auf dem Wasser ist allein schon dadurch reizvoll, dass das Schaukeln jede Bewegung in ungeahnte Richtungen lenken kann. Am besten eignen sich breite Ruderboote oder etwas größere Segeljollen, hinter deren Bordwänden man sich liegend gut verstecken kann. Trotzdem sollten Sie einen abgelegenen Teil des Gewässers ansteuern, damit nicht jeder Vorbeikommende besorgte Blicke in Ihr scheinbar herrenloses Boot zu werfen versucht – vor allem, wenn es durch Ihre Bewegungen ins Schaukeln kommt. Ein Sonnenschirm und einige Kissen und Decken sind ideal, um aus einem Ruderboot ein bequemes Liebesnest zu machen. Eine andere Möglichkeit ist, dass er sich auf die Ruderbank oder den Boden des Bootes und sie sich auf seinen Schoß setzt – so behalten Sie auch den Überblick über die Umgebung. Ein Rock oder eine Decke verhindert, dass andere unerwünschte Einblicke bekommen.

Achten Sie vor allem bei Wind oder Strömungen darauf, dass Sie nicht abtreiben – am besten ist es, wenn Sie einen Anker werfen oder Ihr Boot an einer Boje oder einem unzugänglichen Uferstreifen festbinden.

Für Wagemutige

Das Risiko erhöht die Spannung – und damit auch die sexuelle Erregung. Wenn Sie besonders abenteuerlich sind, werden Sie an den folgenden Orten viel Spaß bei aufregendem Sex haben.

Auf dem Balkon

Je nachdem, wie gut Ihr Balkon von außen eingesehen werden kann, eignet er sich für ein mehr oder weniger aufregendes Liebesspiel. Dabei sollten Sie für so viel Sichtschutz wie möglich sorgen: Eine blickdichte Balkonbrüstung und eventuell ein Sonnenschirm verhindern, dass Nachbarn Sie beobachten können und sich möglicherweise belästigt fühlen. Achten Sie auch darauf, keine verdächtigen Geräusche zu machen. Dies gilt besonders dann, wenn Sie sich im Schutz der Dunkelheit auf dem Balkon vergnügen.

In der Umkleidekabine

In Umkleidekabinen jeder Art ist das Risiko, ertappt zu werden, besonders groß. Vor allem in Kaufhäusern und Bekleidungsgeschäften bieten die Kabinen wenig Sichtschutz und kaum genügend Raum für einen, geschweige denn für zwei. Jedes Geräusch dringt bis in die Nachbarkabinen. Zudem müssen Sie ständig damit rechnen, dass Verkäuferinnen oder andere Kunden hereinplatzen. Falls Sie dieses Risiko nicht abschreckt, sondern erregt, sollten Sie Zeit und Ort des Geschehens besonders sorgfältig wählen.

Vor allem in großen Kaufhäusern finden Sie abgelegene Umkleidekabinen, die kaum benutzt werden. Ideal sind bodenlange Vorhänge oder Schwingtüren. Bei Stellungen im Stehen können Sie diese vielleicht sogar zuhalten. Ein Schuh, der unter der Tür hervorschaut, zeigt anderen Kunden, dass Ihre Kabine besetzt ist. Das Wichtigste beim Sex in der Umkleidekabine: Sie müssen absolut still bleiben.

Etwas sicherer ist der Sex in abschließbaren Umkleidekabinen, zum Beispiel in Schwimmbädern. Oft gibt es darin eine Bank, auf die sie sich knien oder mit den Füßen stützen kann, während er im Stehen in sie eindringt – so ist von außen nur ein Paar Füße zu sehen. Auch hier ist absolute Ruhe angesagt, aber das macht es ja nur noch spannender.

Im Treppenhaus

Sex auf der Treppe besticht durch die vielen abwechslungsreichen Stellungen, die die Stufen erlauben: im Sitzen, im Stehen, vornübergebeugt, mit einem Bein über dem Geländer … Besonders aufregend ist es, wenn sich die Treppe nicht in Ihrer Wohnung befindet, sondern öffentlich zugänglich ist. Allerdings sollten Sie nicht unbedingt das Treppenhaus vor Ihrer Wohnung oder an Ihrem Arbeitsplatz wählen, falls Sie doch einmal erwischt werden. Am besten eignen sich Treppenhäuser in hohen Gebäuden mit Aufzug, weil sie kaum benutzt werden. Auch nachts lässt sich leicht ein unbeobachteter Moment finden.

Im Hinterhof

Der Klassiker in lauen Sommernächten in der Stadt: Wenn es spät genug ist, sodass die meisten Leute schlafen und nur noch wenig Licht in den Hinterhof fällt, können Sie hier noch jede Menge Spaß haben. Am besten eignen sich Positionen im Stehen, und sie sollte einen Rock tragen, um nicht zu viel ausziehen zu müssen.

Nach Feierabend im Büro

Überstunden können durchaus reizvoll sein, wenn Ihr Partner oder Ihre Partnerin Sie dabei besucht – falls Sie nicht sowieso im selben Gebäude arbeiten. Schließen Sie sich in Ihrem Büro ein oder verschwinden Sie in der Teeküche oder der Abstellkammer. Besonders heiß ist der Sex auf dem Schreibtisch oder dem Bürosessel. Wichtig ist, dass Sie alle Spuren beseitigen und sich auf keinen Fall erwischen lassen – auch nicht von der Putzfrau oder vom Sicherheitsdienst.

Im Swimmingpool oder im See

Sex im Wasser ist für viele Menschen sehr erotisch – und noch erregender, wenn er nicht in der Badewanne, sondern in einem Swimmingpool oder im See stattfindet. Passanten können dabei kaum erkennen, was sich unter der Wasseroberfläche abspielt. Die Penetration ist unter Wasser allerdings eine gewisse Herausforderung: Das Wasser spült die natürliche Feuchtigkeit der Vagina weg, sodass sich die Verwendung von Gleitmitteln empfiehlt. Ölhaltige Gleitmittel sind in diesem Fall besser als solche auf Wasserbasis. Trotz-

dem kann der Sex vor allem in chlorhaltigem Swimming-
poolwasser die empfindlichen Schleimhäute der Vagina
stark reizen. Außerdem ist es nicht immer leicht, in möglicherweise nicht ganz so warmem Wasser eine Erektion
aufrechtzuerhalten. Profis empfehlen deshalb, beim Sex im
Wasser auf die Penetration zu verzichten und sich gegenseitig mit den Händen zu befriedigen – oder so weit zu erregen, dass Sie danach an Land an einer geschützten Stelle
schnell zum Orgasmus kommen können.

Sex für Abenteuerlustige

Manchmal kann es sehr spannend sein, beim Sex weiter zu gehen als gewöhnlich und etwas Ausgefalleneres auszuprobieren. Die im Folgenden vorgestellten Spielarten sind dabei besonders beliebt und bieten viel Raum für erregende Experimente. Die wichtigste Voraussetzung für deren Gelingen ist, dass beide Partner mit der gleichen Neugier und Begeisterung dabei sind. Sprechen Sie offen mit Ihrem Partner über Ihre Wünsche, damit Sie gemeinsam auf Entdeckungstour gehen können – allein das ist schon sehr erregend. Am besten lesen Sie auch gemeinsam die folgenden Kapitel, in denen Sie alles erfahren, was es bei den betreffenden Sexspielarten zu beachten gilt.

Rollenspiele

Rollenspiele sind eine der beliebtesten Methoden, um mehr Abwechslung ins Sexleben zu bringen. Das Spiel mit verschiedenen Identitäten erlaubt es Ihnen, Ihre Sexualität auf unterschiedlichste Weise auszuleben. So fällt es leichter, Routinen zu durchbrechen und die Lust auf immer wieder neue Weise anzufachen.

Voraussetzungen

Für Rollenspiele ist die gemeinsame Planung besonders wichtig, damit beide Partner ihre Rollen so perfekt und unbefangen wie möglich ausleben können. Besprechen Sie also vorher, was Sie tun und wie weit Sie gehen möchten – vor allem, wenn einer von Ihnen eine dominante Rolle einnimmt.

Natürlich ist es nicht zwingend nötig, spezielle Kostüme und Accessoires zu besorgen (einiges lässt sich auch leicht improvisieren). Viele Paare finden diese Vorbereitung jedoch ebenfalls sehr erotisch, da sie die Vorfreude und die Lust auf das eigentliche Rollenspiel weckt. Erotisches Zubehör finden Sie im Sexshop oder im Internet. Manchmal ist es auch sehr reizvoll, zuerst dort zu stöbern und sich von besonders interessanten Stücken zu fantasievollen Einsatzmöglichkeiten inspirieren zu lassen.

Fantasie ist die wichtigste Voraussetzung für erregende Rollenspiele – je intensiver Sie sich in eine lustvolle Situation hineinversetzen, desto größer ist auch die Erregung.

Beliebte Rollenspiele

Die folgenden Rollenspiele sind bei vielen Paaren besonders beliebt – auch, weil sie meist sehr einfach umzusetzen sind. Suchen Sie sich Ihr Lieblingsszenario zum Nachspielen aus oder nutzen Sie diese Beispiele als Anregung, um Ihre eigenen Fantasien auf besonders erregende Weise umzusetzen:

★ Doktorspiele: Mit knappem weißem Kittel, strengem Blick und Stethoskop verwandelt sich ein Partner in Herrn oder Frau Doktor (oder eine aufregende Krankenschwester), der »Patient« muss die lustvolle Untersuchung protestlos über sich ergehen lassen. Latexhandschuhe, helles Untersuchungslicht (oder eine Taschenlampe) sowie ein Erste-Hilfe-Koffer mit Sexspielzeug Ihrer Wahl können für zusätzliche Spannung sorgen.

★ Tempeldienst: Ein Partner darf sich vom anderen so luxuriös wie möglich verwöhnen lassen, beispielsweise mit einem Fußbad, Massagen, kulinarischen Opfergaben und natürlich viel Hingabe oder sogar Unterwürfigkeit. Nachlässigkeit kann mit göttlichem Zorn bestraft werden. Ideal für Romantiker, die in einem fantasievollen Ambiente schwelgen möchten.

★ Verkehrskontrolle: Männer in Uniform können enorm sexy sein – Frauen aber auch. Finden Sie Ihre Lieblingsuniform und lassen Sie sich für ein Vergehen Ihrer Wahl zur Verantwortung ziehen. Oder machen Sie ein Spiel daraus, den strengen Uniformträger nach allen Regeln der Kunst zu verführen.

★ Wenn der Postmann ...: Während ein Partner in sexy Aufmachung allein zu Hause ist, »überrascht« ihn der andere als Paketlieferant, Heizungsableser oder Handwerker – vielleicht sogar im entsprechenden Outfit. Entscheiden Sie selbst, wer dann wen verführen darf.

★ Heimliche Verabredung: Treffen Sie sich in einer Bar oder einem Café – und tun Sie so, als wären Sie zwei Unbekannte. Gehen Sie getrennt hin und lassen Sie sich auf einen aufregenden Flirt ein. Als spannende Variante verabreden Sie sich als heimliches Liebespaar im Hotel und nehmen getrennte Wege dorthin, um eine heiße Liebesnacht zu verbringen.

★ Historische Rollenspiele: Verwandeln Sie sich in berühmte Paare und spielen Sie nach, was hätte sein können, etwa als Cäsar und Kleopatra, Marie Antoinette und Ludwig XVI., Marilyn Monroe und Kennedy ... Oder machen Sie Ihren Partner zu einem Star Ihrer Wahl und werden Sie sein Groupie (wenn Ihr Partner selbstbewusst genug ist, um sich danach nicht ständig mit Ihrem realen Lieblingsstar zu messen).

Bondage

Das Spannende an Bondage ist, dass ein Partner gefesselt und dem anderen völlig ausgeliefert ist. Er muss alles erdulden, was der andere mit ihm anstellt. Gleichzeitig genießen viele Gefesselte es sehr, dass sie mit gutem Gewissen nichts tun und sich ganz den Stimulationen des Gegenübers überlassen können.

Meist wird zwischen Light Bondage und Heavy Bondage unterschieden: Beim Light Bondage wird der Partner durch das Fesseln nur zur Passivität gezwungen, während der andere ihn mit überwiegend genussvollen Berührungen verwöhnt oder auch neckt. Heavy Bondage dagegen geht mit Erniedrigungen und dem Zufügen von Schmerzen einher, sie fällt in den Sadomaso-Bereich.

Fesselspiele können sowohl für den aktiven wie auch für den passiven Partner enorm erregend sein. Während der eine mit der Erregung seines Partners spielen, seine Lust immer weiter steigern und trotzdem seinen Orgasmus kontrollieren kann, hat der andere die Möglichkeit, sich ganz fallen zu lassen, sich seiner Lust hinzugeben und sich von den Ideen seines Partners überraschen zu lassen. Damit dies reibungslos klappt, sollten Sie jedoch die Hinweise auf den folgenden Seiten beachten.

Voraussetzungen

Die wichtigste Voraussetzung für genussvolles Bondage ist das Vertrauen des Gefesselten zum Partner. Immerhin liefert er oder sie sich dem Partner völlig aus – daher darf diese Situation auf gar keinen Fall ausgenutzt werden. Nehmen Sie sich vorher die Zeit, mit Ihrem Partner über Ihre

Wünsche und vor allem Ihre Grenzen zu sprechen. Dieses Gespräch muss nicht im Bett geführt werden. Oft fällt es leichter, ungezwungen darüber zu reden, wenn die Fesselung noch mehrere Stunden oder Tage in der Zukunft liegt, als wenn Sie sie vor lauter Lust kaum noch erwarten können.

Was Sie sonst noch beachten sollten:

★ Verzichten Sie auf Fesselspiele, wenn Sie oder Ihr Partner durch den Konsum von Alkohol oder anderen Rauschmitteln nicht nüchtern sind.
★ Fesseln Sie niemanden, der unter gesundheitlichen Problemen leidet, die zu Anfällen führen könnten (wie etwa Asthma).
★ Ziehen Sie die Fesseln niemals zu eng, um weder Blutgefäße noch Nerven abzuschnüren. Es sollte immer noch mindestens ein Finger zwischen Fessel und Haut passen. Bedenken Sie, dass sich die Fesseln unter Belastung enger ziehen könnten.
★ Verwenden Sie zum Fesseln am besten Baumwolltücher oder dicke Seile, da eine breite Auflagefläche das Einschneiden verhindert. Ungeeignet als Fesseln sind dünne Seile wie Wäscheleinen – sie schneiden ein und die Knoten verrutschen leicht – und Feinstrumpfhosen oder andere dehnbare Materialien – die Knoten lassen sich dann kaum noch öffnen. Auch der beliebte Seidenschal eignet sich nur begrenzt, da er leicht verrutscht. Spezielle Fesselsets, zum Teil mit bequemen Klettverschlüssen, gibt es im Erotikhandel.
★ Knüpfen Sie die Knoten so, dass sie sich nicht zuziehen können. Falls Sie sich mit Knoten nicht auskennen, machen Sie lieber eine Schleife oder einen Doppelkno-

ten und ziehen Sie diese nicht zu fest zu. Legen Sie eine Schere bereit, falls sich ein Knoten nicht mehr oder nicht schnell genug lösen lässt – beispielsweise bei einem Krampf. Am besten eignet sich die Verbandsschere aus dem Erste-Hilfe-Kasten.

★ Falls Sie Handschellen verwenden möchten, sollten Sie darauf achten, dass diese nicht von selbst enger werden können und dass sie keine scharfen Kanten haben – investieren Sie beim Kauf lieber in Qualität, als Verletzungen zu riskieren. Legen Sie den Schlüssel so bereit, dass Sie ihn sicher wiederfinden – ein großer Schlüsselanhänger oder ein Schlüsselband helfen dabei sehr. Bewahren Sie für alle Fälle den Zweitschüssel an einem sicheren Ort auf.

Grundregeln

Am besten fühlen sich Fesseln um die Handgelenke und zusätzlich um die Fußgelenke an. Sie schränken die Bewegungsfreiheit ein – aber nicht zu sehr. Zudem lassen sie sich an den Bettpfosten befestigen, was den Gefesselten noch mehr ausliefert. Falls Sie Ihrem Partner stattdessen die Hände vor oder hinter dem Körper fesseln, sollten Sie besonders darauf achten, die Stricke nicht zu eng zu binden – die Haltung wird sonst sehr schnell unangenehm. Dasselbe gilt für zusammengebundene Beine. Männer können mit eng gefesselten Oberschenkeln zudem nur schwer zum Orgasmus kommen. Legen Sie niemals Fesseln um den Hals, den Brustkorb oder den Bauch, da sie die Atmung behindern könnten.

Nehmen Sie sich Zeit, um die Fesseln sorgfältig anzulegen. Es kann sehr erregend sein, wenn Sie Ihrem Partner währenddessen erzählen, was Sie gleich mit ihm machen werden. Gleichzeitig können Sie so besser darauf achten, dass die Fesseln bequem sitzen. Fragen Sie Ihren Partner, ob etwas drückt oder einschneidet.

Sie können das Spiel noch spannender für den Gefesselten machen, wenn Sie ihm zusätzlich die Augen mit einem Tuch verbinden. Fragen Sie vorher, ob ihm die Idee gefällt. Eine Augenbinde darf ebenfalls niemals zu fest angezogen werden. Es ist auch erregend, wenn der Gefesselte noch den einen oder anderen Blick darunter hervorwerfen und Sie heimlich beobachten kann.

Machen Sie sich beide bewusst, dass taube oder einschlafende Gliedmaßen ein Zeichen sind, das Fesselspiel umgehend zu beenden. Bei allem Genuss sollte der Gefesselte auf solche Taubheitsgefühle achten und sie sofort mitteilen. Falls Sie bemerken, dass die Haut an einem gefesselten Körperteil weiß bleibt, nachdem Sie sie gedrückt haben, sollten Sie die Fesseln lockern oder besser ganz abnehmen. Einen solchen Drucktest können Sie auch bewusst von Zeit zu Zeit durchführen – wenn Sie ihn als erotische Spielerei tarnen, muss Ihr Partner dies nicht einmal bemerken.

Manchmal kann es vorkommen, dass der Gefesselte aus irgendeinem Grund das Spiel sofort stoppen möchte. In solchen Fällen hat es sich bewährt, vorher ein Codewort zu vereinbaren, das dem Partner dies unmissverständlich mitteilt. Schließlich gehört es zum Reiz des Bondage, dass der Gefesselte sich den Stimulationen möglicherweise zu entziehen versucht oder »Hör auf« stöhnt, obwohl er genau das Gegenteil meint. Als Codewort eignen sich beispielsweise die Ampelfarben (»Rot« für Stopp, zusätzlich »Gelb«, um den Partner nur zu bremsen) oder andere einfache, leicht zu merkende Wörter. Achten Sie trotzdem stets auf die Reaktionen Ihres Partners – schließlich wollen Sie ihm nur Lust bereiten und ihn nicht überfordern.

Besonders wichtig beim Bondage ist, dass Sie den gefesselten Partner nicht hilflos allein lassen. Es mag zwar eine spannende Idee sein, aber jeder Moment des Alleinseins zu viel kann unvermutet eine Panikreaktion auslösen. Falls Sie aus irgendeinem Grund tatsächlich kurz den Raum verlassen müssen, sollten Sie sich auf jeden Fall die Zeit nehmen, wenigstens eine Hand loszubinden, um das Gefühl der Hilflosigkeit zu mildern. Vielleicht möchte Ihr Partner sich mit der freien Hand währenddessen selbst weiter stimulieren. Bleiben Sie aber trotzdem auf jeden Fall in Hörweite.

Analsex

Analsex hat für viele Menschen immer noch etwas Verbotenes oder sogar Verdorbenes an sich – und ist allein schon aus diesem Grund sehr erregend. Entsprechend viele haben daher auch bereits erste Erfahrungen damit gesammelt. Falls Sie mit dem Gedanken spielen, das Erregungspotenzial des Anus genauer zu erkunden, erfahren Sie hier alles, was Sie wissen müssen.

Anatomische Grundlagen

Der Anus ist von besonders vielen Nervenenden umgeben, die jede Berührung zu einem erotischen Feuerwerk machen können. Gleichzeitig ist dieser Bereich für viele Menschen aber in erotischer Hinsicht weitgehend tabu, sodass es ihnen nicht möglich ist, sich diesen Empfindungen so weit zu öffnen, dass sie sie wirklich genießen können. Es lohnt sich jedoch, diese Scheu zu überwinden: Frauen empfinden die Stimulierung des Anus oft als nahezu so erregend wie die der Klitoris, und Männer können zusätzlich noch in den Genuss einer Prostatamassage kommen.

Der Anus ist von einem Muskelring umgeben, dessen Aufgabe es ist, ihn zuverlässig zu verschließen. Diese Schließmuskeln sorgen beim Analverkehr dafür, dass der Penis aufregend eng umschlossen wird. Sie bestehen aus zwei Teilen: Der äußere kann willentlich angespannt und entspannt werden, während der innere sich der bewussten Kontrolle normalerweise entzieht. Sowohl Nervosität als auch Druck von außen führen dazu, dass sich dieser Muskel noch stärker anspannt – er ist der Hauptgrund dafür, dass man Analsex so entspannt und mit so viel Zeit wie möglich angehen sollte.

Voraussetzungen

Auch beim Analsex ist das Vertrauen zwischen den Partnern sehr wichtig, besonders bei den ersten Versuchen. Der Anus ist nicht nur sehr erregbar, sondern auch sehr empfindlich – bei zu forschem Vorgehen kommt es wesentlich schneller zu Schmerzen oder gar Verletzungen als in der Vagina.

Selbst bei gelungenem Analverkehr kommt es häufig zu winzigen Hautverletzungen. Deshalb ist das Infektionsrisiko beim Analsex größer als bei anderen Spielarten. Sie sollten beim Analverkehr grundsätzlich ein Kondom benutzen, da neben sexuell übertragbaren Infektionen auch das Risiko einer Harnröhreninfektion droht.

Da auch die Bakterien der gesunden Darmflora zu unangenehmen Infektionen führen können, wenn sie in die Vagina gelangen, dürfen Penis, Finger oder Sexspielzeug niemals direkt vom Anus zur Vagina wechseln: Nehmen Sie ein neues Kondom oder machen Sie eine kurze Pause für eine gründliche Wäsche. Dasselbe gilt beim Rimming, hier empfiehlt sich zusätzlich eine Mundspülung. Besser ist es, wenn Sie von Anfang an ein aufgeschnittenes Kondom oder eine Latexfolie als Schutz benutzen.

Wenn Sie Anus und Rektum mit den Fingern stimulieren wollen, sind kurze, glatt gefeilte Fingernägel unverzichtbar. Latexhandschuhe sind nicht nur aus hygienischen Gründen praktisch, sondern auch, weil der Finger dadurch eine glattere Oberfläche hat.

Viele Menschen lassen sich vor allem durch hygienische Bedenken vom Analsex abhalten. Der untere Teil des Rektums dient vor allem als Durchgangskanal und ist insbesondere in den ersten Stunden nach dem Stuhlgang frei von Exkrementen. Gründliche Hygiene ist dennoch unerlässlich, empfehlenswert sind ein Gang zur Toilette und ein heißes Bad (das zusätzlich noch angenehm entspannend wirkt). Wer besonders gründlich sein möchte, kann auch eine Analspülung machen.

Damit der Analsex ein angenehmes Erlebnis wird, ist vor allem Entspannung nötig – anfangs oft sogar dann, wenn Sie den Anus nur mit den Fingern oder der Zunge stimulieren wollen, ohne etwas in ihn einzuführen. Neben einem heißen Bad können viel Geduld, eine sinnliche Atmosphäre, eine Massage oder auch die Stimulation anderer erogener Zonen für diese Entspannung sorgen. Analsex und insbesondere Analverkehr sollte nur stattfinden, wenn Sie genügend Zeit dafür haben – für Quickies eignet sich diese Technik nur schlecht.

Ein vorausgegangener Orgasmus kann Sie in eine entsprechend gelöste Stimmung versetzen. Auch eine gleichzeitige manuelle Stimulierung der Genitalien sorgt für zusätzliches Wohlgefühl, sie sollte den aktiven Partner aber nicht zu sehr von dem ablenken, was er tut.

Da weder das Rektum noch der Anus von allein feucht werden können, ist beim Analsex grundsätzlich eine große Menge Gleitmittel nötig – verwenden Sie lieber zu viel als zu wenig.

Für Anfänger empfiehlt es sich, langsam zu beginnen und bei den ersten Versuchen nur einen Finger in den Anus einzuführen, damit dieser sich an die Stimulierung gewöhnen kann. Wenn der Empfänger sich damit wohlfühlt, können Sie zur Penetration mit dem Penis übergehen.

Schmerzen oder andere unangenehme Empfindungen haben beim Analsex keinen Platz. Falls sie auftreten, sollten Sie lieber abbrechen und bei einem neuen Versuch noch geduldiger und behutsamer vorgehen.

Techniken

Sie können den Anus mit den Lippen, mit den Fingern, mithilfe von Sexspielzeug oder durch die Penetration mit dem Penis stimulieren. Dabei muss der Analverkehr nicht zwingend das Ziel sein: Auch orale und manuelle Stimulationen können schon zu äußerst lustvollen Empfindungen führen.

Rimming

Beim Rimming wird der Anus mit den Lippen und vor allem mit der Zunge stimuliert. Dabei können Sie

★ Perineum und Anus küssen oder daran saugen,
★ kreisförmig mit wechselndem Druck um den Anus lecken,
★ in Spiralen um oder sternförmig über den Anus lecken,
★ Ihre Zunge gegen den Anus drücken und sie dort vibrieren lassen,
★ mit der ausgestreckten Zunge in den Anus eindringen.

Penetration

Wenn Sie einen Finger, ein Sexspielzeug oder den Penis in den Anus einführen wollen, sollten Sie vor allem am Anfang langsam und behutsam vorgehen, damit sich die Schließmuskeln nicht unwillkürlich verkrampfen. Verwenden Sie viel Gleitmittel, beginnen Sie mit leichtem Druck gegen den Anus und tasten Sie sich Millimeter für Millimeter vor. Ihr Partner oder Ihre Partnerin kann die Entspannung der Schließmuskeln unterstützen, indem er oder sie tief atmet und eventuell leicht wie beim Stuhlgang drückt. Eine gleichzeitige Massage mit den Fingerspitzen rings um den Anus wirkt ebenfalls entspannend.

Ihr Partner oder Ihre Partnerin sollte jedes Unbehagen oder Schmerzen sofort äußern. Ziehen Sie sich dann jedoch nicht schnell zurück, sondern ebenso langsam wie beim Einführen. Ideal ist es, wenn Ihr Partner beziehungsweise Ihre Partnerin außerdem Feedback darüber gibt, was sich besonders gut anfühlt.

Wer gern anal penetriert werden möchte, kann sich auch im Alleingang darauf vorbereiten, indem er seine Finger oder geeignetes Sexspielzeug (siehe unten) verwendet. Dies kann helfen, anfängliche Hemmungen zu überwinden und die Entspannung der Schließmuskeln bewusst zu üben.

Fingerspiele

Mit den Fingern haben Sie weit mehr Bewegungsmöglichkeiten als mit der Zunge. Sie können den Anus sowohl von außen stimulieren als auch einen Finger in ihn einführen. Zur äußerlichen Stimulation können Sie mit einem
oder mehreren Fingern über den Anus streichen oder ihn
kitzeln, das Gewebe ringsum mit der Fingerspitze massieren oder mit dem Daumen Druck auf den Anus ausüben.

Sobald Sie den Widerstand der Schließmuskeln überwun-
den haben, können Sie den Finger sanft vor- und zurückschieben, kreisen oder vibrieren lassen oder die Innen-
wände des Rektums erkunden. Falls Ihr Partner es möchte,
können Sie auch einen zweiten oder sogar dritten Finger
mit einführen, um die Dehnung zu verstärken.

Falls Sie einen Mann anal stimulieren, sollten Sie auch seine Prostata mit einbeziehen. Sie lässt sich durch die Vorderwand des Rektums ertasten. Die meisten Männer finden
eine sanfte Massage der Prostata enorm erregend. Gelegentlich fühlt sie sich aber auch unangenehm an oder sie
wird als zu erregend empfunden – fragen Sie Ihren Partner im Zweifelsfall, ob er die Berührungen mag. Bei Frau-
en entfällt diese Stimulationsmöglichkeit. Manche Frauen
finden es jedoch sehr erregend, wenn gleichzeitig ein Finger
in den Anus und einer in die Vagina eingeführt wird und
beide gegeneinander Druck auf die hintere Scheidenwand
ausüben.

Sexspielzeug

Dildos, Vibratoren und anderes Sexspielzeug bieten sich
je nach Form und Größe für anale Stimulationen an. Beim

Einführen von Sexspielzeug in den Anus sollten Sie jedoch unbedingt darauf achten, dass es nicht ohne Rückholmöglichkeit ganz hineinrutschen kann. Daher eignen sich nur Gegenstände, die am Ende deutlich breiter werden oder mit einer Rückholschlaufe versehen sind. Dünne, längliche Vibratoren sollten nur zur äußerlichen Stimulierung verwendet werden. Mit flachen Vibratoren, die für die Stimulierung der Klitoris gedacht sind, können Sie den Anus äußerlich stimulieren, oder Sie halten sie an die Hand, wenn Sie einen Fingern eingeführt haben, sodass sich die Vibrationen übertragen.

Es gibt auch spezielle Sextoys für den Analbereich. Analdildos oder -plugs, die manchmal sogar vibrieren, werden kurz vor ihrem Ende zuerst dünner und enden dann in einer deutlichen Verbreiterung oder einem Griff. Je länger der Dildo ist, desto elastischer sollte er sein, um sich der Krümmung des Rektums anpassen zu können. Die Verjüngung am Ende ist dafür gedacht, dass die Schließmuskeln den Dildo dort umschließen und an Ort und Stelle halten. Vor allem kürzere Modelle können so im Po getragen werden, während man gleichzeitig Geschlechtsverkehr hat, oder sogar bei alltäglichen Tätigkeiten. Analperlen dagegen sind ähnlich wie Vaginalperlen auf einer Schnur aufgereiht. Sie werden oft während des Orgasmus herausgezogen, um diesen noch zu verstärken.

Ein besonderes Spielzeug sind Dildos mit Geschirr, die am Körper befestigt werden und Frauen die Möglichkeit geben, ihren Partner mit »männlichen« Hüftstößen zu penetrieren.

Mithilfe von Sexspielzeug können Sie außerdem ohne die Beteiligung eines weiteren Partners gleichzeitig die Vagina und den Anus penetrieren, indem Sie einen Dildo als zusätzlichen Penisersatz verwenden.

Wenn Sie Sexspielzeug einsetzen, sollten Sie ebenfalls stets genügend Gleitmittel verwenden. Denken Sie daran, alle Gegenstände danach gründlich zu reinigen (vor allem, bevor Sie sie wieder in der Vagina verwenden), oder streifen Sie vorher ein Kondom darüber. Am besten ist es, wenn Sie für Vagina und Anus grundsätzlich verschiedenes Sexspielzeug verwenden.

Analverkehr

Der Anus ist deutlich enger als die Vagina, daher stimuliert die anale Penetration den Penis oft besonders intensiv. Allerdings sind im Anus normalerweise keine kräftigen Stoßbewegungen angebracht, da er weit weniger robust ist als die Vagina.

Bereiten Sie den Anus auf das Eindringen vor, indem Sie ihn zunächst mit den Fingern stimulieren und dehnen, und tragen Sie viel Gleitmittel auf Anus und Penis auf. Lassen Sie sich beim Eindringen unbedingt viel Zeit, damit sich die Muskeln nicht verkrampfen. Verzichten Sie darauf, den Penis gleich wieder bis über die Eichel herauszuziehen, da diese meist der dickste Teil des Penis und entsprechend schwieriger aufzunehmen ist. Lassen Sie sich von Ihrem Partner oder Ihrer Partnerin sagen, welche Bewegungen für ihn oder sie am angenehmsten sind. Vor allem am Anfang empfiehlt es sich, die Bewegungen ganz dem penetrierten Partner zu überlassen. Dafür eignen sich Stellungen, in denen sich diese(r) oben befindet. Im Übrigen lassen sich die meisten Sexpositionen auch beim Analverkehr einsetzen. Viele Paare bevorzugen dabei jedoch Stellungen, bei denen er von hinten eindringt.

2 + X

Sex zu dritt oder mit noch mehr Beteiligten spielt in den erotischen Fantasien vieler Menschen eine Rolle, obwohl nicht jeder von ihnen dies auch in die Tat umsetzen möchte. Falls Sie jedoch ernsthaft an einem Flotten Dreier oder einer anderen Art von Gruppensex interessiert sind, empfiehlt es sich, die folgenden Hinweise zu beachten, damit Sie das Erlebnis auch wirklich rundum genießen können.

Voraussetzungen

In einer festen Beziehung ist die wichtigste Voraussetzung für Sex mit mehreren Beteiligten die uneingeschränkte Zustimmung des Partners – und dies ist für die meisten Menschen die größte Hemmschwelle. Anstatt Ihren Partner direkt mit Ihren Wünschen zu konfrontieren, empfiehlt es sich, zunächst einmal seine grundsätzliche Einstellung zu diesem Thema herauszufinden. Falls er nicht kategorisch abgeneigt ist, können Sie vorschlagen, mehr darüber in Erfahrung zu bringen, und schließlich auch einen direkten Versuch anregen. Drängen Sie ihn aber keinesfalls, da Sie damit beim Gruppensex noch viel stärker als bei anderen Sexspielarten die Beziehung aufs Spiel setzen würden.

Vor allem beim Sex zu dritt müssen Sie sich als Erstes darauf einigen, ob Sie eine Frau oder einen Mann dazunehmen wollen, wobei viele Paare den Sex zwischen zwei Frauen und einem Mann bevorzugen. Darüber hinaus stellt sich die Frage, ob Sie beide offen für gleichgeschlechtliche Sexualkontakte sind oder sich diese sogar konkret wünschen. Falls ja, ist es wichtig, nach einem bisexuellen Sexpartner zu suchen.

Die wahrscheinlich unkomplizierteste Art, einen zusätzlichen Sexpartner zu finden, ist der Anruf bei einem guten Callgirl- oder Callboy-Service. Vor allem bei Kontakten über Kleinanzeigen sollten Sie vorsichtig vorgehen, Ihre Telefonnummer unterdrücken und den Betreffenden zuerst an einem neutralen Ort treffen. Auf jeden Fall ist es besser, ein Hotelzimmer zu buchen, als eine oder einen Unbekannten zu sich nach Hause einzuladen.

Bei der Wahl von Sexpartnern aus dem Freundes- oder Bekanntenkreis sollten Sie bedenken, dass sexuelle Experimente viel Zündstoff enthalten. Zunächst einmal müssen Sie auch hier herausfinden, wie der Betreffende grundsätzlich zum Thema Gruppensex steht. Darüber hinaus sollten Sie sich vorher darüber klar werden, ob Ihre gemeinsamen Abenteuer den weiteren Umgang miteinander beeinflussen könnten und wie Sie damit umgehen würden, falls sie sich im Freundeskreis herumsprechen. Von spontanem Gruppensex, vor allem in betrunkenem Zustand, ist daher grundsätzlich abzuraten.

Grundregeln

Die wichtigste Regel ist, dass Sie sich vorab über Ihre Wünsche und Grenzen einigen und sich an diese Absprachen auch halten. Legen Sie fest, wer wen auf welche Weise berühren darf, und vor allem, was Sie auf keinen Fall tun wollen. Manche Menschen möchten ihren Partner zwar mit jemand anderem beobachten, aber selbst nicht mit diesem intim werden – oder auch umgekehrt. Zudem ist nicht jeder gleichermaßen begeistert davon, von zwei oder mehr Partnern gleichzeitig stimuliert zu werden oder sich als unbeteiligter Zuschauer wiederzufinden.

Normalerweise ist es für die Beziehung besser, wenn auch beim Gruppensex der Partner die Nummer eins ist – außer, wenn er sich definitiv die Zuschauerrolle gewünscht hat. Vernachlässigen Sie Ihren Partner nicht und vereinbaren Sie mit dem zusätzlichen Sexpartner keine Treffen ohne ihn.

Wer einen oder mehrere zusätzliche Partner beim Sex einbezieht, schafft damit möglicherweise eine emotional sehr verwirrende Situation. Es kann zwar sehr erregend sein, den eigenen Partner beim Sex mit jemand anderem zu beobachten, aber es können sich dabei auch unerwartet heftige Reaktionen einstellen, insbesondere Eifersucht. Daher sollten Sie sich mit Ihrem Partner auch darauf einigen, das Spiel im Zweifelsfall abzubrechen.

Nachwort

Nach der Lektüre der vorangegangenen Kapitel wissen Sie nun alles, was Sie für ultimativ guten Sex wissen müssen: Die darin vorgestellten Verführungskünste, Sextechniken und Spielarten sind eine umfassende Grundlage dafür, Ihr erotisches Potential auszuschöpfen und Ihren Partner wie auch sich selbst auf erregendste Weise um den Verstand zu bringen. Dennoch ist dieses Wissen allein noch keine Garantie für perfekten Sex – ebenso wichtig ist die Einstellung, mit der Sie es einsetzen.

Selbst die beste Technik kann nur schwer ihre Wirkung entfalten, wenn sie verbissen oder verkrampft abgearbeitet wird. Mein letzter – und wichtigster – Rat an Sie lautet daher, stets entspannt und spielerisch an den Sex heranzugehen. Je wohler Sie und Ihr Partner sich fühlen und je weniger Perfektionsdruck auf Ihnen lastet, desto besser können Sie genießen – und desto leichter können Sie sich mit allen Sinnen Ihren Empfindungen öffnen. Auch eine Prise Humor ist immer eine gute Idee: Wer miteinander lachen kann und es auf die leichte Schulter nimmt, wenn mal nicht alles so abläuft wie geplant, erfreut sich auch viel leichter gemeinsam an lustvollem Sex.

Vergessen Sie außerdem alle Vorstellungen darüber, wie Sex sein sollte und wer dabei was zu tun hat. Für tollen Sex gibt es nur eine Regel: Erlaubt ist, was beiden Partnern gefällt! Daher sind auch die in diesem Buch vorgestellten Techniken ein Kann, aber niemals ein Muss. Suchen Sie sich all das heraus, was Ihnen gefällt, und experimentieren Sie gelegentlich mit etwas Abwechslung. Die besten Wegweiser zu ultimativ gutem Sex sind Ihre Erregung und Ihre Freude am Sex – wenn Sie ihnen folgen und sich dabei vom Inhalt der vorangegangenen Kapitel inspirieren lassen, werden Sie Ihr Ziel ganz sicher nicht verfehlen.